Dr. med. Eva-Maria Kraske

# Candida
## Pilzinfektionen natürlich behandeln

- Hefepilze erkennen – Diagnose, Tests, Checkliste
- Was hilft: Medikamente, Anti-Pilz-Diät, Aufbau der Darmflora, Hygiene
- Vorbeugen mit natürlichen Mitteln

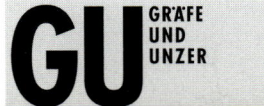

*Für »meine« Wehrberger*
*Mein besonderer Dank gilt Anke Pauselius*

## Wichtiger Hinweis

In diesem GU Ratgeber sind durch Hefepilze verursachte Krankheitserscheinungen und deren Therapie dargestellt; einige der vorgestellten Maßnahmen weichen von der gängigen medizinischen Lehrmeinung ab. Zur Behandlung muß stets ein Arzt oder ein mit Hefepilzerkrankungen erfahrener Heilpraktiker hinzugezogen werden. Zusätzliche Maßnahmen, die eine Therapie unterstützen oder einer erneuten Infektion vorbeugen, müssen immer mit dem Therapeuten abgesprochen werden.
Sorgfältig zu beachten sind die Hinweise im Text, die auf die Notwendigkeit ärztlicher Untersuchung und Behandlung aufmerksam machen.

# Inhalt

## Ein Wort zuvor 6

## Hefepilze – Nutzen und Schaden 8
Was sind Hefepilze? 8
Wo leben Hefepilze? 8
Krankmachende Hefepilze 9
So schützt sich unser Körper 9
   Säureschutzmantel und Bakterienflora 9
   Das Immunsystem 10
Störungen der Schutzmechanismen 10
   Störungen der Abwehrkräfte 11

## Krank durch Hefepilze 12
Möglichkeiten der Ansteckung 12
   Orte der Besiedlung 13
   Allgemeine, unklare Beschwerden 15
   Ausbreitung im ganzen Körper 16
Auswirkungen einer Hefepilzbesiedlung 16
   Veränderungen an den Körperoberflächen 16
   Verdrängung der normalen Schleimhautbesiedlung 17
   Produktion von Giften und Gasen 17
   Entzug von Zucker aus dem Blut 17
Beschwerden bei Kindern 18
Beschwerden bei Erwachsenen 19
Häufige Folge- und Begleiterkrankungen 21
Welche Umstände führen zu Hefepilzerkrankungen? 22
   Lebensweise 22
   Schwierige Lebenssituationen 25
   Schädigung der schützenden Mundflora 26
   Allergien 27
   Krankheiten 28
   Arzneimittel- und Therapiefolgen 31
   Faktoren aus Umwelt und Arbeitswelt 34

# Inhalt

## So wird die Diagnose gestellt 35
   Kurzcheck für Erwachsene 36
   Kurzcheck für Kinder 37
Die Krankengeschichte (Anamnese) 38
Laboruntersuchungen 38
   Stuhluntersuchung 39
   Blutuntersuchung 40
Liegt eine Allergie vor? 41
   Untersuchungsmethoden bei Allergien 42
   Alternative Untersuchungsmethoden 44

## Die Behandlung 46
Sie brauchen einen erfahrenen Arzt 46
Voraussetzungen für den Behandlungserfolg 47
Besondere Schwierigkeiten bei Kindern 48
Das Behandlungskonzept 49
   Wann sollte die Behandlung beginnen? 51
   Der Behandlungsablauf 51
   Die Vorbereitung auf die Behandlung 52
Hefepilzsanierung mit Medikamenten 53
   Lokal wirksame Medikamente 54
   Allgemein wirksame Medikamente 55
   Allgemeine Nebenwirkungen 55
Die Anti-Pilz-Diät 56
   Eine vollwertige Ernährung 57
   Das dürfen und sollen Sie essen 58
   Das sollten Sie meiden 60
   Die »goldenen Regeln« der Anti-Pilz-Diät 61
   Antworten auf oft gestellte Fragen 62
   So könnte der Speiseplan eines Tages aussehen 63
   Tips nach Diät-Fehlern 64
   Unterstützung der Diät durch Trennkost 64

**Inhalt**

Die Heilung unterstützende Maßnahmen 65
    Wiederaufbau der Darmflora 66
    Wiederaufbau der Scheidenflora 67
    Ausgleich des Mineralstoff- und Vitaminhaushaltes 67
    Anregung des körpereigenen Abwehrsystems 69
    Entgiftung des Körpers 70
War die Behandlung erfolgreich? 73
    Die Kontrolluntersuchung 73
    Was Sie anschließend tun müssen 74
    Checkliste bei Verdacht auf einen Rückfall 75

## So beugen Sie weiteren Pilzinfektionen vor 76

Die tägliche Hygiene 76
    Körperpflege 76
    Wäschepflege 80
    Hygiene in Bad, Dusche und Toilette 81
Die Ernährung 81
    Den Säure-Basen-Haushalt im Gleichgewicht halten 82
    Allergenfreie Kost 83
Die Sauerstofftherapie 84
Naturgemäße Behandlung leichter Erkrankungen 86
Eine ausgeglichene Lebensführung 88
    Verlieren Sie nicht den Mut 88

## Zum Nachschlagen 90

Bitte um Mithilfe 90
Adressen, die weiterhelfen 91
Bücher, die weiterhelfen 92
Sachregister 94

# Ein Wort zuvor

In den vergangenen Jahren hat die Zahl der Hefepilzerkrankungen, vor allem die durch Candida hervorgerufenen, erheblich zugenommen. Nicht nur die Infektionen der Haut und der Schleimhäute, sondern auch die sehr häufige Besiedlung des Magen-Darm-Traktes mit krankmachenden Hefepilzen und die zunehmenden allergischen Reaktionen auf diese Krankheitserreger stellen die Medizin vor immer neue Aufgaben.

**Kein klares Krankheitsbild**

Eine Hefepilzerkrankung zeigt sich selten in einem klar umrissenen Krankheitsbild, zumal sie im allgemeinen im Zusammenhang mit anderen Störungen des Organismus steht, zum Beispiel mit anderen Krankheiten oder einer Schwächung des körpereigenen Abwehrsystems. Auch Überforderung, falsche Ernährung oder die anstrengende und manchmal mit unerwünschten Nebenwirkungen behaftete Behandlung einer anderen Erkrankung können ihr den Weg bereiten.

Eine besondere Rolle spielt dabei die Behandlung von bakteriellen Infektionen mit Antibiotika, denn diese Arzneimittel töten nicht nur die krankmachenden Bakterien ab, sondern schädigen in erheblichem Maße auch Keime, die der Körper zu seiner Verdauung und zu seinem Schutz braucht, so daß Hefepilze leicht eindringen können.

In diesem Buch habe ich die Verdachtsmomente aufgelistet, an denen Sie als Laie erkennen können, ob Ihre Beschwerden eventuell in einer Hefepilzinfektion begründet sind. Die Diagnose aber kann nur von Ihrem Arzt oder einem mit Hefepilzen erfahrenen Therapeuten gestellt werden, was aufgrund des vielfältigen Erscheinungsbildes der Erkrankung sehr schwierig ist.

**Behandlung durch den Arzt**

Auch die Behandlung, mit der die krankmachenden Hefepilze ausgemerzt werden, muß unter der Anleitung des Arztes oder Therapeuten erfolgen. Allerdings kann sie nur dann erfolgreich sein, wenn Sie bei der Entgiftung des Körpers, beim Aufbau einer neuen, gesunden Darmflora und bei der Anregung Ihres körpereigenen Abwehrsystems mithelfen; vor allem aber mit der Einhaltung der Anti-Pilz-Diät.

# Ein Wort zuvor

Damit Sie nach erfolgreicher Therapie nicht wieder von Hefepilzen befallen werden, habe ich Maßnahmen dargelegt, die Sie selbst ergreifen können, um einer neuerlichen Infektion vorzubeugen.

So vielfältig die Erscheinungsformen der Hefepilzerkrankung sind, so variabel können die Behandlungs- und Ernährungsempfehlungen sein. Ich möchte deshalb keine Behandlungsmethoden oder Ernährungsweisen favorisieren oder ausschließen. Das Beschriebene entspricht meinen Erfahrungen bei der Behandlung von Pilzinfektionen (Mykosen) und erhebt in keiner Weise Anspruch auf Alleingültigkeit. Ich habe versucht – und versuche es täglich in meiner Praxis – schulmedizinische Kenntnisse und naturheilärztliche Erfahrungen miteinander zu verbinden, um so den Heilungserfolg zu verbessern.

**Eigene Erfahrungen**

Um eine Hefepilzinfektion loszuwerden, müssen Arzt, Zahnarzt, Patient und möglichst die ganze Familie zusammenarbeiten. Wenn alle am gleichen Strang ziehen, haben Hefepilze keine Chance!

*Dr. med. Eva-Maria Kraske*

# Hefepilze – Nutzen und Schaden

Schon seit Jahrtausenden macht sich der Mensch Hefepilze zunutze. Mit ihrer Hilfe backt er Brot, braut Bier und keltert Wein. Jeder von uns kennt sie, die Bäckerhefe (Saccharomyces robusta), die Bierhefe (Saccharomyces cerevisiae) oder die Weinhefe (Saccharomyces ellipsoides).

## Was sind Hefepilze?

*So wachsen Hefepilze*

Hefepilze sind winzige einzellige Lebewesen, die sich meist durch Zellsprossung vermehren. Die Sprossen bleiben miteinander in Verbindung, so daß sich lange Zellketten bilden. Wenn Hefen sich wohlfühlen, das heißt, wenn ihre Umgebung die für sie angenehme Temperatur hat und viel Nahrung angeboten wird, vermehren sie sich schnell. Sind die Lebensbedingungen dagegen schlecht, schränken sie ihren Stoffwechsel und damit auch ihr Wachstum ein.

Als Nahrung brauchen Hefepilze vor allem Kohlenhydrate, die von ihnen vergoren, das heißt, ohne Sauerstoffzufuhr abgebaut werden. Aus diesem Stoffwechsel entstehen als Endprodukte Kohlendioxyd und – je nach Hefeart – zum Beispiel Alkohol oder Milchsäure.

## Wo leben Hefepilze?

Hefepilze sind fast überall zu finden. Sie bevorzugen allerdings eine warme und feuchte Umgebung. So sind feuchte Tücher wie Waschlappen und Spüllappen, häufig nasse Handtücher, Schwämme, Zahn- und Nagelbürsten, aber auch Kinderspielzeug und Schnuller, wenn sie nicht ständig gründlich gereinigt und getrocknet werden, ideale Siedlungsgebiete. Bei Kontakt mit solchen von Pilzen befallenen Dingen gehen die Keime dann auf den Menschen über.

*Hefepilze sind fast überall*

Auch in unserem Körper leben natürlicherweise Hefepilze, und zwar im Darm, wo sie unter anderem an der Vitaminproduktion durch die Darmflora (→ Seite 9), vor allem Vitamin B, beteiligt sind.

## Krankmachende Hefepilze

Ist ein Hefepilz, der normalerweise nicht in unserem Organismus lebt, in der Lage, sich am oder im menschlichen Körper, zum Beispiel auf der Haut oder der Schleimhaut, festzusetzen und an dieser Stelle die gesunde Schutzschicht (→ Seite 9) zu verdrängen oder zu zerstören, dann ist er pathogen, das heißt, er macht uns krank. Solche Pilze können Gase, Gifte und schlechte Alkohole (Fuselalkohole) produzieren, die unserem Körper großen Schaden zufügen.

**Schädigung der Schutzschichten**

Der bekannteste und häufigste Vertreter dieser Hefepilze ist Candida mit zahlreichen Arten wie Candida albicans, brumptii, catenolata, intermedia, krusei, parapsilosis, pseudotropicalis, tropicalis und vielen anderen mehr.

## So schützt sich unser Körper

Unser Körper ist relativ gut geschützt vor einer Hefepilzinvasion – solange er gesund, also nicht geschwächt ist.

### Säureschutzmantel und Bakterienflora

**Natürlicher Schutz beim Gesunden**

Auf unserer Hautoberfläche wird durch die Absonderungen aus den Hautdrüsen, vor allem durch den Schweiß, und durch wasserlösliche Stoffe aus der obersten Hornschicht ein Säureschutzmantel aufrechterhalten, den Hefepilze nicht durchdringen können. Auf gesunden Schleimhäuten im Mund- und Rachenraum und im Dünndarm leben zahlreiche für uns hilfreiche Bakterien, die Mund- und Darmflora. Sie verdrängen die Hefepilze, so daß sie sich nicht festsetzen können. Das letzte Drittel des Dünndarms und der Dickdarm beherbergen beinahe 400 Arten von Bakterien, die uns schützen. So ist eine gesunde Darmflora in der Lage, bis in den Darm vorgedrungene pathogene Hefepilze abzuwehren. Die Darmflora entwickelt sich beim Säugling in den ersten Lebenswochen. Das Kind nimmt während der Geburt Bakterien aus dem Geburtskanal der Mutter auf, die sich dann in seinem Darm vermehren. Unterstützt wird diese Entwick-

**Darmbakterien beim Säugling**

lung durch die Muttermilch. Ein Defizit an Darmbakterien haben Kinder, die mit Hilfe eines Kaiserschnitts auf die Welt gekommen sind; sie müssen die notwendigen Bakterien aus der Umgebung aufnehmen und brauchen daher länger, bis eine ausreichende Zahl Helfer im ihrem Darm angesiedelt ist. Somit sind sie längere Zeit nach der Geburt noch in besonderem Maße gefährdet, sich zum Beispiel mit Hefepilzen zu infizieren.

Auch auf der intakten Schleimhaut der Geschlechtsorgane, in der Scheide oder am Penis, finden krankmachende Hefepilze beim Gesunden wegen der Besiedlung mit »guten« Bakterien keine geeignete Umgebung vor, um sich zu vermehren.

**Scheidenflora**

**Das Immunsystem**

Sollte aber dennoch einer der Schutzschilde von den Erregern durchdrungen worden sein, hat unser Körper einen weiteren sehr wirksamen Abwehrmechanismus bereit: das Immunsystem. Das ist – sehr vereinfacht ausgedrückt – eine Art Schutzpolizei, die Gefahren erkennt und zu beseitigen versucht. Wenn also Hefepilze in den Körper eingedrungen sind, werden sofort Abwehrzellen an den Ort des Geschehens geschickt, die diese Fremdstoffe entweder auffressen oder abkapseln, so daß sie keinen Schaden anrichten können.

**Natürliche Abwehr**

## Störungen der Schutzmechanismen

Bei immer feuchter Haut, zum Beispiel bei schwitzenden Füßen zwischen den Zehen, wird der Schutzmantel verändert und kann seiner Aufgabe nicht mehr nachkommen, so daß Hefepilze bei der Ansiedlung leichtes Spiel haben.

In der Scheide wird der Schutzschild, das Scheidenmilieu, beispielsweise durch die Einnahme der Pille verändert: Durch die Hormone wird der Säuregehalt in der Scheide vermindert, so daß sich die schützenden Milchsäurebakterien der Scheidenflora nicht mehr ausreichend vermehren kön-

**Veränderungen durch die »Pille«**

## Störungen der Schutzmechanismen

nen. Sie werden so stark reduziert, daß eindringende pathogene Hefepilze nicht mehr abgewehrt werden können.

Einer der häufigsten Gründe dafür, daß unser Körper sich nicht mehr gegen eine Invasion von Hefepilzen wehren kann, ist eine langanhaltende oder eine wiederholte Einnahme von Antibiotika. Der Sinn der Behandlung mit einem Antibiotikum ist, krankmachende Bakterien abzutöten. Dabei werden aber auch die für die Verdauung notwendigen Bakterien im Darm erheblich geschädigt (→ Seite 9). Eine starke Verminderung der Darmflora aber stört den natürlichen Abwehrmechanismus im Darm.

**Nebenwirkungen von Antibiotika**

Auch die Magensäure hat Einfluß darauf, ob Hefepilze sich im Darm ansiedeln können; ihre Menge bestimmt den Säuregehalt des Darminhalts. Schon kleine Schwankungen, gleichgültig, ob zu viel oder zu wenig Säure, können Wachstum und Vermehrung der Darmflora beeinträchtigen. Hefepilze aber sind relativ unempfindlich gegen solche Säureschwankungen und breiten sich sofort aus, sobald die nützlichen Bakterien geschwächt sind.

**Schwankungen in der Magensäure**

### Störungen der Abwehrkräfte

Das Immunsystem spielt bei durch Hefepilze hervorgerufenen Krankheiten, den Mykosen, eine besondere Rolle: Zum einen läßt es, wenn es geschwächt ist, die Erreger in den Körper eindringen, indem es keine Abwehrzellen produziert, die ihnen Einhalt gebieten. Dann können alle Organe befallen werden, zum Beispiel Herz, Augen oder Gehirn.

Auf der anderen Seite kann auch ein hochaktives Immunsystem zur Ansiedlung von Hefepilzen führen: Bei vielen Menschen reagiert es bei der Berührung mit bestimmten Stoffen überschießend, die Betroffenen sind allergisch (→ Seite 27). Durch die anhaltende Belastung wird der Organismus geschwächt, Hefepilze können leichter angreifen.

**Allergische Reaktionen**

# Krank durch Hefepilze

**Bei Abwehrschwäche**

Einem gesunden Organismus können pathogene Hefepilze nichts anhaben. Nur wenn die Schutzmechanismen nicht intakt sind oder der Körper geschwächt ist, kommt es bei Berührung mit den Erregern zur Erkrankung.

## Möglichkeiten der Ansteckung

Hefepilze sind überall. So kann es bereits zur ersten Ansteckung eines Kindes im Geburtskanal der Mutter kommen, da während der Schwangerschaft der Säuregrad in der Scheide und damit auch die Scheidenflora verändert ist, so daß sich Hefepilze leichter ansiedeln können. Die nächste Infektionsmöglichkeit ist die Selbstansteckung: Haben sich Hefepilze im Windelbereich ausgebreitet und kratzt das Kind die stark juckenden Hautstellen, heften sich die Keime an die Fingerkuppen und unter die Nägel. Mit den Fingerchen werden sie in den Mund gesteckt und geraten so in den Verdauungstrakt.

**Übertragung in der Familie**

Nicht selten werden Hefepilze durch die ganze Familie gereicht. Der Schnuller wechselt vom Baby zum Kleinkind, je nachdem, wer am lautesten schreit. Fällt er einmal auf den Boden, wird er mit dem Speichel der Mutter »gereinigt«. Oder der Breilöffel des Kindes wird herumgereicht, um zu demonstrieren, wie gut es schmeckt. Wer auch immer zuerst einen Keim im Mund hatte – auf diese Weise steckt sich die übrige Familie an.

**Beim Geschlechtsverkehr**

Unter Sexualpartnern können Hefepilze durch Körperkontakt weitergegeben werden. Trägt einer krankmachende Hefen an oder in sich, ist die Wahrscheinlichkeit groß, daß der andere etwas abbekommt. Intensive Küsse überall am Körper können Hefepilze über den Mund an jede erdenkliche Stelle befördern. Während sich die Keime im weiblichen Genitaltrakt durch Juckreiz frühzeitig bemerkbar machen, ist Juckreiz bei Männern oft weniger ausgeprägt. Steigt bei Männern die Besiedlung unbemerkt auf bis in die Prostata (Vorsteherdrüse), befinden sich dann im Samenerguß Keime, die beim Geschlechtsverkehr auf die Frau übertragen

## Möglichkeiten der Ansteckung

werden können. Es nützt also nichts, wenn nur die Frau etwas gegen die Erkrankung tut, denn sie infiziert sich immer wieder an ihrem nicht behandelten Partner; man nennt dies Ping-Pong-Effekt.

**Gefährdung im Schwimmbad**

Badeanstalten sind bevorzugte Siedlungsgebiete von Hefepilzen, die vor allem an den Plastikbademmatten haften, wo sie ausreichend Nahrung zum Überleben finden. Der Übertritt von dort auf die Füße der Schwimmbadbesucher ist leicht, da durch das Chlorwasser die Haut aufgeweicht und ihr Säureschutzmantel geschädigt ist. Für Frauen birgt das Schwimmbadwasser eine weitere Gefahr: Die darin enthaltenen desinfizierenden Substanzen zerstören die natürliche, schützende Scheidenflora und machen so eine Hefepilzbesiedlung möglich.

**Gefahr für Kleinkinder**

Auch die Planschbecken für die Kleinsten sind wegen des feucht-warmen Klimas ein wahres Eldorado für krankmachende Hefepilze. Die Kinder wischen mit ihren Händchen über den Boden oder spielen mit ihren Füßen und stecken die Finger in den Mund, dessen unausgereifte Flora noch keinen ausreichenden Schutz bietet.

Krankmachende Hefen können auch über Nahrungsmittel in unseren Körper gelangen. Werden vor allem kohlenhydratreiche Speisen beispielsweise unter einer Folie gelagert, können sich eventuell darauf befindliche Hefepilze nach kurzer Zeit stark vermehren. Im Kühlschrank geschieht dies deutlich langsamer als bei Raumtemperatur. Optimale Bedingungen finden die Keime bei der Herstellung von Joghurt, Kefir oder Kombucha Tee, deren Reifetemperatur ihre Vermehrung explodieren läßt, falls hygienische Grundregeln mißachtet werden.

### Orte der Besiedlung

**Nur bei Abwehrschwäche**

Hatten wir Kontakt mit Hefepilz-tragenden Materialien, zum Beispiel Speichel, Hautteilchen, Zahnbürsten (vor allem mit Naturborsten), Nahrungsmitteln, können sich die krankmachenden Hefepilze prinzipiell überall anheften, wo die Abwehrmechanismen nicht intakt sind, sie bevorzugen jedoch Nischen.

## Möglichkeiten der Ansteckung

**Ansiedlung im Darm**

Orte, an denen sie vor Austrocknung und mechanischem Abrieb geschützt sind, sind besonders gefährdet.
Aber auch Haut- und Schleimhautflächen, die durch übermäßige mechanische Beanspruchung oder durch zu viel Desinfektionsmittel ihrer natürlichen Schutzschicht beraubt sind, werden besiedelt.
Liegt viel Nahrung in Form von Zucker oder dessen Spaltprodukten vor, wie in Mund und Darm, haben pathogene Hefepilze ebenfalls gute Überlebenschancen, allen voran Candida albicans.
Der Darm bietet neben dem feuchten und warmen Milieu und der großen Menge an Nahrungsstoffen einen weiteren Vorteil für Hefepilze: Seine Schleimhaut ist in unzählige Falten gelegt, in deren tiefen Einbuchtungen sie ungestört siedeln und sich vermehren können.

Besonders gefährdete Körperbereiche

- Haut: in Hautfalten, vor allem zwischen Zehen und Fingern; am Nabel; im äußeren Gehörgang; hinter den Ohrmuscheln; auf der behaarten Kopfhaut; in den Mundwinkeln; bei Kleinkindern im Windelbereich; bei übermäßiger Leibesfülle mit »Fettschürzen« unter den Achseln und im Bereich der Geschlechtsorgane;
- Nägel, vor allem Fußnägel;
- Atmungsorgane: Nasen-Rachen-Raum; Nasennebenhöhlen; Luftwege über die Bronchien bis in die kleinsten Lungenbläschen;
- Augen;
- Zähne: zerstörter Zahnschmelz; Zahnruinen; unter Zahnprothesen und -brücken;
- Verdauungsorgane: Mund (Zahnfleisch, Zahntaschen, Zungenrand, Rachenmandeln); Speiseröhre; Magen; Darm mit Darmausgang;
- Geschlechtsorgane: Scheide, Gebärmutter und Eileiter der Frau; äußere Harnröhre und Vorsteherdrüse (Prostata) des Mannes;

**An Haut und Schleimhäuten**

## Möglichkeiten der Ansteckung

● Harntrakt: Harnröhre; Harnblase; Harnleiter; Nieren. Außerdem können krankmachende Hefen aus dem Darm in die Lymph- und Blutbahn eindringen und sich im ganzen Körper verteilen, insbesondere in der Gallenblase und der Leber.

### Allgemeine, unklare Beschwerden

Es gibt eine Vielzahl von Beschwerden, bei denen Sie an eine Hefepilzerkrankung denken sollten, auch wenn die Erscheinungen zunächst nicht auf einen solchen Infekt hinweisen.

**Allgemeine Beschwerden**

Wenn Sie Ihr Beschwerdebild in der folgenden Aufzählung wiederfinden, sollten Sie unbedingt Ihren Arzt aufsuchen und mit ihm die genaue Diagnostik und das weitere Vorgehen besprechen.

**Sprechen Sie mit Ihrem Arzt!**

Aphthen (entzündliche Bläschen auf der Schleimhaut), immer wiederkehrend
Allergien
Asthma bronchiale
brüchige Nägel
chronische Müdigkeit
Darmerkrankungen
Depressionen
Durchfall
Gelenkschmerzen
Gesichtsblässe und Augenringe
Haarausfall
häufige Infektionen
Hautkrankheiten
Heißhunger auf Süßes
Juckreiz
Konzentrationsmangel
Leberbeschwerden
Magenschleimhautentzündung
Migräne
Neurodermitis
Scheidenausfluß
Schlafstörungen
Schuppenflechte
Schweißausbrüche
schwere Allgemeinerkrankungen
Sexualstörungen
Unterzuckerung im Blut
Unverträglichkeit von Alkohol
Verstopfung
Zahnkaries
Zahnfleischrückgang
zittrige Hände

### Auswirkungen einer Hefepilzbesiedlung

**Organ-mykosen**

#### Ausbreitung im ganzen Körper
Die Ausbreitung der Hefepilze bleibt oft nicht auf den Ort beschränkt, wo sie sich zuerst angesiedelt haben; sie können sich über den ganzen Körper verteilen. So geraten Keime aus der Nase in die Nasennebenhöhlen, in die Luftröhre, die Bronchien und in die Lunge. Darmhefepilze wandern bei Frauen über den Darmausgang in die benachbarte Scheide und Harnröhre, von dort weiter aufsteigend in die Harnblase und den Harnleiter bis in die Nieren.

Hefepilze können sogar die von ihnen geschädigte Darmschleimhaut durchdringen und in die darunterliegenden Blutgefäße eindringen. So können sie – was jedoch selten geschieht – an jeden Ort des menschlichen Körpers transportiert werden und Organe wie Gallenblase, Bauchspeicheldrüse, Herz, Augen und Gehirn befallen. Der Arzt spricht dann von einer Organmykose.

## Auswirkungen einer Hefepilzbesiedlung

Die Folgen einer Hefepilzbesiedlung sind individuell sehr verschieden und von Ihrer momentanen Lebenssituation ebenso abhängig wie von Arzneimitteln, die Sie gerade einnehmen, oder von Ihrer derzeitigen Ernährung.

**Gestörte Mineralstoffaufnahme**

#### Veränderungen an den Körperoberflächen
An Haut und Schleimhäuten führen krankmachende Hefepilze zu Entzündungen oder gar zum Untergang des Gewebes. Dies zeigt sich zum Beispiel oft als nässendes Ekzem.

Im Darm wird durch pathogene Hefepilze die Aufnahme der Nahrung in die Blutbahn, vor allem die der Mineralstoffe, gestört, so daß ein Mangel entsteht. Andererseits wird die geschädigte Darmschleimhaut durchlässiger für manche Lebensmittelbausteine, die normalerweise nicht in die Blutbahn gelangen. Diese Eiweißkörper werden dann im Blut als Fremdkörper vom Immunsystem (→ Seite 10) erkannt und bekämpft. Wenn eine solche Reaktion zu heftig ausfällt, sprechen wir von einer Nahrungsmittelallergie.

## Auswirkungen einer Hefepilzbesiedlung

### Verdrängung der normalen Schleimhautbesiedlung
Das Gleichgewicht der auf allen Schleimhäuten lebenden »guten« Bakterien, die die normale Flora (→ Seite 9) bilden, ist für ein intaktes Immunsystem weitgehend mitverantwortlich. Störungen dieses Gleichgewichts durch Hefepilze haben also auch Schwächungen der Körperabwehr zur Folge. Außerdem werden freundliche Hefepilze, die ebenfalls zur normalen Flora gehören und für den Körper wichtige Vitamine bilden, vor allem das Vitamin B, verdrängt. So entsteht durch die pathogenen Hefepilze auch ein Vitaminmangel.

*Vitaminmangel*

### Produktion von Giften und Gasen
Pilzgifte (Toxine), Pilzenzyme und Stoffwechselprodukte wie Fuselalkohole können bei einer starken Besiedlung mit pathogenen Hefepilzen in für den Körper sehr giftigen Konzentrationen entstehen. Wenn diese Stoffe durch die geschädigte Schleimhaut in die Blutbahn gelangen, werden das Immun-, das Hormon- und das Nervensystem geschädigt. Die Auswirkungen reichen von chronischen Infekten, Kopfschmerzen, chronischer Müdigkeit, Depressionen bis hin zu sexueller Unlust, Nerven- und Gelenkschmerzen und Unfruchtbarkeit.

Bei den durch die Hefepilze verursachten Gärprozessen im Darm entstehen große Mengen von Metangasen. Sie sind für den Hefepilzträger besonders lästig, weil die dadurch hervorgerufenen Blähungen schmerzhaft sein können und beim Austritt aus dem Körper übel riechen.

*Übelriechende Gase im Darm*

### Entzug von Zucker aus dem Blut
Bei gesunden Menschen ist immer eine gleichmäßige Menge Traubenzucker im Blut, der Blutzucker, über den die Körperzellen mit Energie versorgt werden. Auf einen Zuckermangel reagiert der Körper sehr empfindlich mit Händezittern, kaltem Schweiß, Konzentrationsschwäche bis hin zum Zusammenbruch.

Bekommen im Darm lebende pathogene Hefepilze aus dem Speisebrei nicht genügend Kohlenhydrate (das sind Stärke und Zucker), dann sind sie in der Lage, Blutgefäße in der

## Beschwerden bei Kindern

**Zuckermangel im Blut**

Darmschleimhaut »anzuzapfen«. Das kann zu einem allgemeinen Zuckerdefizit und damit zu den genannten Symptomen führen.

## Beschwerden bei Kindern

● Haut: Am häufigsten siedeln Hefepilze bei kleinen Kindern im Windelbereich, weil dort ein für die Keime optimales Klima herrscht: Es ist feucht und warm. Es entwickeln sich rötliche, stark juckende Bläschen auf der befallenen Haut. Greift das Kind beim Wickeln an die juckenden Hautpartien und steckt die Fingerchen unmittelbar danach in den Mund, kann hierdurch einer Weiterbesiedlung im Magen-Darm-Trakt der Weg bereitet werden.

**Juckreiz am Po**

● Nägel: Wenn die Kinder sich an befallenen Stellen kratzen, geraten die Hefepilze unter die Fingernägel und können sich auch hier ansiedeln. Es bilden sich dann weißliche bis gelbliche Aufhellungen unter dem betroffenen Nagel, er löst sich langsam aus seinem Bett und verfärbt sich.

● Verdauungsorgane: Zunächst siedeln die Hefen im Mund. Wenn sich hier leuchtendweiße Pünktchen auf der Schleimhaut bilden, wenn an den Zungenrändern weiße Schleimhauterhebungen auffallen, dann spricht der Arzt vom Mundsoor. Mit dem Speichel gelangen die Hefepilze in den Magen und den Darm.

Im Darm stehen sehr häufig Blähungen, vor allem nach dem Genuß süßer Speisen, im Vordergrund des Beschwerdebildes. Das Bäuchlein wölbt sich unterhalb des Nabels besonders stark hervor. Die Kinder klagen immer wieder über Bauchschmerzen. Die abgehenden Winde sind äußerst übelriechend, befreien jedoch zunächst von dem quälenden Schmerz – aber leider nur so lange, bis neues Gas in den unzähligen Windungen des Darmes eingeklemmt ist.

**Bauchschmerzen**

Eine Hefepilzerkrankung im Darm kann eine weitere dramatische Auswirkung haben: Sie kann eine entzündliche Erkrankung der Haut, die Neurodermitis, verstärken oder selbst eine solche Überempfindlichkeitsreaktion (→ Seite 27) auslösen.

- Geschlechtsorgane: Sind kleine Kinder ausgesprochen unruhig, können sie überhaupt nicht still sitzen und hibbeln immer nur auf dem Stuhl herum, müssen Sie – vor allem nach einem Schwimmbadbesuch oder einer Antibiotika-Behandlung – unbedingt an eine von Juckreiz begleitete Hefepilzerkrankung im Genitalbereich denken. Eine solche Infektion muß dringend vom Arzt behandelt werden, bevor sie sich weiter ausbreitet und gegebenenfalls mit dem Finger auf andere Körperregionen übertragen wird.

- Ohren und obere Luftwege: Leidet Ihr Kind unter chronischen oder immer wiederkehrenden Entzündungen der Ohren und/oder der oberen Luftwege, könnte eine Hefepilzerkrankung zugrunde liegen.

**Beim Zappelphilipp**

Bitte beachten Sie:
Erkennen Sie bei Ihrem Kind eines oder mehrere dieser Symptome, sollten Sie Ihren Arzt aufsuchen, damit er die Diagnose stellen und mit Ihnen die notwendige Behandlung einleiten kann.

**Der Arzt stellt die Diagnose**

## Beschwerden bei Erwachsenen

Die Zeichen einer Hefepilzerkrankung beim Erwachsenen sind häufig sehr allgemeiner Natur, so daß sie vom Arzt ohne diagnostische Maßnahmen nur sehr schwer einer Hefepilzbesiedlung zugeordnet werden können. Sie reichen von chronischen Infekten und Kopfschmerzen über chronische Müdigkeit oder Depressionen bis hin zu Nerven- und Gelenkschmerzen. Solche »schleichenden« Symptome können allein oder in Kombination mit anderen in Erscheinung treten und dabei mehr oder weniger stark ausgeprägt sein. Andere Beschwerden dagegen können einen deutlichen Hinweis auf die Ursache der Erkrankung geben.

**Schleichende Symptome**

- Haut: Quälender Juckreiz steht meist im Vordergrund bei einem Hefepilzbefall. Die Oberfläche wirft sich weißlich auf, ist oft schuppig oder es bilden sich kleine Bläschen.

## Beschwerden bei Erwachsenen

● Nägel: Hefepilze setzen sich unter Fuß- und Fingernägeln fest. Das führt zu weißlichen bis gelblichen Aufhellungen unter den Nägeln, die sich langsam aus ihrem Bett lösen und verfärben.

**Koliken** ● Verdauungsorgane: Auch beim Erwachsenen stehen Blähungen mit schmerzhaften Koliken, vor allem nach dem Genuß süßer Speisen, im Vordergrund des Krankheitsbildes. Sie werden durch die Gasbildung der Hefepilze im Darm hervorgerufen. Manchmal wird soviel Gas gebildet, daß der Leib stark gewölbt und das Zwerchfell, der für die Atmung sehr wichtige Muskel zwischen Brust- und Bauchhöhle, nach oben gedrängt wird.

Vor allem Menschen, bei denen Herz oder Lunge durch eine andere Erkrankung geschädigt sind, können dann in ihrem Befinden massiv beeinträchtigt sein. Die Folge dieser Zwerchfellwölbung sind nämlich Atemnot und deutlich verminderte Belastbarkeit; der Arzt nennt dieses Erscheinungsbild Roemheld-Syndrom. **Atemnot**

Besteht eine Hefepilzbesiedlung im Darm lange Zeit, kann die chronische Reizung der Darmschleimhaut zu Durchfall führen. Andererseits stören die Pilzgifte die Tätigkeit der Darmmuskulatur, was eine Darmträgheit mit Verstopfung zur Folge haben kann. So treten Durchfälle und Verstopfung im Wechsel auf.

Gelangen krankmachende Hefepilze an den Darmausgang, machen sie sich dort durch heftigen Juckreiz bemerkbar. Wird die Haut am After durch Kratzen zusätzlich verletzt, kann ein schlecht heilendes, nässendes Ekzem entstehen.

**Ohrenschmerzen** ● Ohr: Werden die Hefepilze in den äußeren Gehörgang übertragen, kann der zunächst bestehende Juckreiz in heftige Schmerzen übergehen, die hervorgerufen sind durch eine Entzündung.

● Geschlechtsorgane: Im Bereich der weiblichen Geschlechtsorgane fällt zumeist weißlicher Ausfluß auf, der von heftigem Juckreiz begleitet wird. Beim Mann kann eine Hefepilzbesiedlung ebenfalls im Bereich der Genitalien zu Ausfluß und Juckreiz führen, allerdings später als bei der Frau. Da die Gifte der Hefepilze die Hormonproduktion im

Körper verändern können, läßt sehr häufig bei Mann und Frau die sexuelle Lust nach.

**Sexuelle Unlust**

Vor allem dieses Symptom eines Pilzkranken zieht oft weitere Kreise: Die sexuelle Unlust führt zu Unzufriedenheit in der Partnerschaft. Um die Seele zu trösten, essen die Betroffenen zu viel, vor allem zu viel Süßes, trinken leider oft auch zu viel Alkoholisches. Die so verursachte massive Kohlenhydratüberlastung nährt wiederum die pathogenen Hefepilze, wodurch die Unlust erhalten bleibt; der Teufelskreis ist geschlossen. Hinzu kommt dann das Problem der aus den Fugen geratenen Figur.

## Häufige Folge- und Begleiterkrankungen

**Beschwerden am ganzen Körper**

Ein durch den Hefepilzbefall hervorgerufener Mineralstoff- und Vitaminmangel kann zu Haarausfall, brüchigen Nägeln, chronischen Ekzemen und kariösen Zähnen führen. Die Pilzgifte (→ Seite 17) können Kopfschmerzen, Migräne, Gelenk-, Muskel- und Nervenschmerzen auslösen.

Durch eine allgemeine Schwächung des Abwehrsystems (→ Seite 11) können Allergien, chronische Entzündungen und andere Erkrankungen Fuß fassen; so liegt bei etwa 90 Prozent der an Neurodermitis Erkrankten eine Hefepilzerkrankung im Darm vor. Allerdings können wir nicht sagen, was zuerst da war: die Neurodermitis oder die Hefepilzbesiedlung.

**Verstärkung von Allergien**

Auch Asthma bronchiale, Schuppenflechte (Psoriasis) und Rheuma werden nach dem heutigen Stand des Wissens durch Hefepilze getriggert, das heißt, der Ausbruch einer solchen Erkrankung wird zwar nicht durch die Hefepilze verursacht, aber unterstützt. Eine Behandlung gegen den Hefepilzbefall führt meist zu einer deutlichen Verbesserung des Beschwerdebildes.

## Welche Umstände führen zu Hefepilzerkrankungen?

**Nur bei Schwächung!**

Grundsätzlich gilt: Einem gesunden Menschen können Hefepilze wenig antun. Nur der geschwächte Körper kann sich nicht gegen krankmachende Hefepilze wehren – welche Gründe auch immer zu dieser Schwächung geführt haben.

### Lebensweise
Mit der Art, wie wir unseren Alltag verbringen, wie wir unsere Zeit einteilen – und auch Rücksicht auf die Bedürfnisse unseres Körpers nehmen, können wir entscheidend auf die Gesundheit unserer Abwehrsysteme Einfluß nehmen.

### Zeitdruck bestimmt das Leben
Vielleicht ertappen Sie sich auch manchmal dabei, daß Sie sich schon vom Tagesbeginn an von der Hetze des Alltags bestimmen lassen:

Die erste Zigarette rauchen Sie gleich nach dem Aufwachen, in der Hoffnung, sich damit die Anspannung zu erleichtern. Für die Körperpflege und das Frühstück bleibt nicht viel Zeit, denn Ihr mit Arbeit überhäufter Schreibtisch wartet. Auch das Mittagessen fällt den äußeren Zwängen zum Opfer, womöglich gönnen Sie sich gerade ein paar Bissen am Imbißstand; Kaffee und Nikotin vertreiben den Hunger. Am Abend sind Sie so erschöpft, daß Sie nur noch in den Fernsehsessel fallen und Ihren aufkommenden Hunger mit Chips, Erdnüssen, Schoko-Snacks oder anderen praktischen Kleinigkeiten stillen.

**Den ganzen Tag gehetzt**

Oder Sie fühlen sich als »moderne Frau von heute« verpflichtet, Ihren vielfältigen Belastungen als berufstätige Ehefrau, Hausfrau und Mutter, die allein die Verantwortung trägt für alles, was mit Haus und Familie zu tun hat, jederzeit perfekt nachzukommen – was Ihnen kaum gelingen kann. Nur mit Einsparungen am – vermeintlich – überflüssigen Zeitaufwand bei der Zubereitung des Essens kommen Sie einigermaßen über die Runden. Sie nehmen die Pille, denn auch für die Familienplanung sind Sie allein zuständig.

**Immer überlastet**

## Welche Umstände führen zu Hefepilzerkrankungen?

**Ungesunde Ernährung**

Unter all der Hetze, die die Eltern so sehr belastet, leiden letztlich auch die Kinder. Um unangenehmen Machtkämpfen aus dem Weg zu gehen, geben wir allzu leicht nach, wenn Spaghetti und Ketchup oder Schokoladenpudding mit Begeisterung verzehrt werden, nicht aber der gesündere Gemüseeintopf oder frische Salate. Wenn Sie es schaffen, sich dennoch durchzusetzen, wird womöglich alle Anstrengung, die Kinder gesund zu ernähren, zunichte gemacht durch Omas oder Tanten (natürlich nicht alle!), die ihnen immer wieder Süßigkeiten zustecken.

**Keine Zeit zum Gesundwerden**

Unpäßlichkeiten oder gar Krankheiten dürfen in einem solcherart durchorganisierten Alltag nicht vorkommen. Eine Ruhepause, ein Tee, ein Wickel, ein Gemüsesaft, der Verzicht auf Süßes und Nikotin, regelmäßige ausgewogene Ernährung könnten in vielen Fällen den geplagten Körper wieder in Ordnung bringen. Das alles aber kostet Zeit – und die steht nicht zur Verfügung. Um bei Erkrankungen in kürzester Frist wieder einsatzbereit zu werden, lockt der Griff zu starken, schnell wirkenden Medikamenten; die Gedanken an die Nebenwirkungen werden dem Zeitgewinn geopfert. In vielen Fällen aber könnte mit etwas Zeit und Umdenken dem Körper viel Mühe beim Abbau der chemischen Substanzen erspart werden – indem er nämlich durch natürliche Mittel angeregt wird, sich selbst zu heilen.

### Einfluß von Streß auf die Verdauung

**Wichtig: aufs Essen vorbereiten**

Sicher kennen Sie das Gefühl: Ein einladend gedeckter Tisch mit appetitlich zubereiteten Speisen, Sie haben Ruhe und freuen sich auf die Mahlzeit – schon das genügt, um den Speichel in Ihrem Mund zum Fließen zu bringen. Diese Vorbereitung ist für Ihre Verdauung wichtig, denn beim Kauen muß die Nahrung kräftig mit Speichel vermischt werden. Er ist nicht nur »Rutschhilfe« in der Speiseröhre, sondern ein regelrechter Verdauungssaft, der in dieser Zusammensetzung im weiteren Verlauf des Magen-Darm-Traktes nicht mehr vorkommt. Beispielsweise hilft er dabei, die Kohlenhydrate aus der Nahrung zu zerkleinern und für die Aufnahme in den Körper vorzubereiten.

### Welche Umstände führen zu Hefepilzerkrankungen?

**Wichtig: Ruhe zum Verdauen**

Wenn Sie aber Ihr Essen, womöglich nur schnell aus einer Plastikhülle gezogen, nach zweimaligem Kauen hastig hinunterschlingen, ist es zu wenig mit diesem Verdauungssaft durchmischt. Die Folge können Verdauungsstörungen sein. Spülen Sie die Nahrung dann noch mit einer großen Menge Flüssigkeit einfach hinunter, begehen Sie gleich drei »Verdauungssünden«: Das Essen wird nicht ausreichend zerkleinert, es fehlt die notwendige Menge Speichel, und Sie verdünnen den Nahrungsbrei derart, daß die Verdauungssäfte im Magen nicht ausreichend arbeiten können – und auch dieser wichtige Teil des Verdauungsapparates braucht Ruhe, um seiner Aufgabe gerecht werden zu können.

> Lassen Sie sich bei und nach den Mahlzeiten Zeit, gönnen Sie sich etwas Muße, damit Ihr Organismus ausreichend Zeit hat, Verdauungsarbeit zu leisten.

#### Künstliche Veränderungen der Nahrungsmittel

Die Lebensmittel der heutigen Zeit sind leider in vielen Fällen eher schädlich als gesundheitsfördernd. So können Sie Äpfel mit »Make-up« in Form von bunten Harzen und glanzfördernden Wachsschichten kaufen. Joghurtzubereitungen mit wenig Joghurt, aber viel Zucker, Farb- und Aromastoffen, Konservierungsmitteln, Emulgatoren und anderen Zaubermitteln in bunten Plastikbechern füllen die Kühlregale der Märkte. So wie die Unmengen an Verpackungsmaterialien zur Gewohnheit geworden sind, stört sich auch niemand mehr an stark mit Konservierungsmitteln angereicherten Fertiggerichten. Aber genau hierin liegt die Gefahr: Diese unnatürlichen Substanzen belasten unseren Körper, sie verändern unser Darmmilieu. Die Konservierungsmittel, die ja die Lebensmittel vor dem Verderben durch Bakterien schützen sollen, verlieren ihre Wirkung im Darm nicht; sie schädigen die dort lebenden für die Verdauung notwendigen Keime, die uns dann nicht mehr gegen eindringende Hefepilze schützen können (→ Seite 9).

**Konservierungsmittel stören die Darmflora**

## Welche Umstände führen zu Hefepilzerkrankungen?

### Einflüsse des Zigarettenrauchs

Eine der wichtigsten schädigenden Auswirkungen des Nikotins ist sein Einfluß auf die Blutgefäße, sie werden enger. Dadurch wird die Durchblutung der Hände, der Füße und des Gehirns, aber auch am Zahnfleisch, im Magen und im Darm erheblich herabgesetzt.

Im Mund wird die Entstehung von Parodontose und entzündeten Zahntaschen gefördert, Magen und Darm können nur unzureichend arbeiten, so daß zu wenig Nährstoffe in den Körper aufgenommen werden.

Zusätzlich schädigen die Giftstoffe im Zigarettenrauch die Mund- und Darmflora ganz erheblich – so erleichtern Sie durch das Rauchen den Hefepilzen die Ansiedlung in Ihrem Verdauungstrakt.

*Schädigung von Mund- und Darmflora*

### Schwierige Lebenssituationen

Es gibt Situationen im Leben, in denen unser Wohlbefinden durch äußere oder innere Einflüsse gestört ist. Solche Störungen können sich direkt auf unsere Abwehrlage auswirken. Das beginnt schon mit der Geburt, bei der die schützende Bakterienflora im kindlichen Darm noch nicht entwickelt ist (→ Seite 9). Auch die Mutter befindet sich während der Schwangerschaft in einer »empfindlichen« Lebenssituation, da wegen der hormonellen Umstellung die Scheidenflora verändert ist (→ Seite 10). Ältere Menschen gehören ebenfalls zu dem gefährdeten Personenkreis, bei dem der Allgemeinzustand geschwächt sein und damit die Gefahr einer Infektion bestehen kann.

Befinden Sie sich in einer solchen Situation, dann sollten Sie besonders auf Hygiene und eine gesunde, den Hefepilzen nicht bekömmliche Ernährung achten.

Seelische Notsituationen wirken sich auf unser Immunsystem aus. Schicksalsschläge wie Trennungen, Tod, schwere Krankheiten, aber auch berufliche oder soziale Notlagen überfordern unseren Körper. Er lebt in einer dauernden Anspannung, hat nie die Möglichkeit, sich zu entspannen. Dieser Zustand wird im heutigen Sprachgebrauch als »Streß« bezeichnet. Folge davon sind Schlafstörungen, Mü-

*Schwächt die Abwehr*

## Welche Umstände führen zu Hefepilzerkrankungen?

**Genußgifte und Süßes meiden**

digkeit und Erschöpfung – und damit auch eine Schwächung des Immunsystems.
Wenn Sie dann als Reaktion auf eine solche Katastrophe zu Alkohol, Zigaretten oder Süßigkeiten greifen oder weniger, unregelmäßig oder gar nicht mehr essen, sind der Ansiedlung von Hefepilzen im Darm Tür und Tor geöffnet.
Natürlich sind soziale Notlagen kein direkter Auslöser von Hefepilzerkrankungen. Auch wird niemand behaupten können, daß er an einer übermäßigen Hefepilzbesiedlung erkrankte, weil er Liebeskummer hatte. Es sind häufig viele einzelne Gründe, die zusammengesetzt wie kleine Mosaiksteinchen zum Ausbruch einer Erkrankung führen.

### Schädigung der schützenden Mundflora
Der Mund spielt als natürliche Eintrittspforte für Keime aller Art eine wichtige Rolle. Zwar sind wir durch eine intakte Mundflora ausreichend geschützt, aber leider gibt es zahlreiche Gründe dafür, daß die »guten« Bakterien, die diese Flora bilden, vermindert oder geschädigt werden und damit ihrer Aufgabe nicht mehr gerecht werden können.

#### Mangelhafte Hygiene
Werden die Zähne ungenügend gepflegt, können sich unerwünschte Keime, wohlgenährt durch Nahrungsreste in den Zwischenräumen, stark vermehren und regelrechte Bakterienrasen bilden. Verkalken diese, wird daraus Zahnstein. In den hierdurch entstehenden unzähligen Winkeln und Ecken, in Zahntaschen und unter Brücken finden Hefepilze gute Lebensbedingungen. Kariöse Zähne, Zahnstümpfe und entzündetes Zahnfleisch sind sehr oft von krankmachenden Hefepilzen besiedelt.
Auch Kunststoffmaterialien von Zahnfüllungen oder -prothesen bieten Hefepilzen gute Nistplätze. Denn die Oberflächen dieser Substanzen haben tiefe Poren, in denen sich die Keime ungestört vermehren können.

**Schlechte Zähne**

## Welche Umstände führen zu Hefepilzerkrankungen?

### Zahnfüllungen und Prothesen
Sind die Zähne mit verschiedenen Metallen repariert worden, zum Beispiel Füllungen mit Amalgam und eine Zahnbrücke aus einer Goldlegierung, dann kann das natürliche Mundmilieu ganz erheblich geschädigt werden. Denn zum einen fließen zwischen den unterschiedlichen Metallen geringe elektrische Ströme – man nennt dies »galvanisches Element« –, und zum anderen werden durch die elektrische Ladung geringe Mengen Quecksilber und andere Schwermetalle aus dem Amalgam herausgelöst, die der Mundflora erheblich schaden und zudem über den Darm in den Körper gelangen.

**Giftstoffe aus Zahnfüllungen**

Amalgam birgt noch eine weitere Gefahr in sich: Manche Menschen sind allergisch gegen einen oder mehrere Bestandteile der Amalgammixtur. Eine solche Allergie schwächt ebenfalls die Mundflora und erleichtert damit die Ansiedlung von Hefepilzen.

### Allergien
Eine Allergie ist eine überschießende Reaktion unseres Abwehrsystems auf eine ihm als Gefahr bereits bekannte Substanz, ein Antigen (Allergen). Der menschliche Körper kann beinahe auf alles solche extremen Reaktionen zeigen; die häufigsten Antigene sind tierische oder pflanzliche Eiweißstoffe, aber auch Metalle, zum Beispiel Nickel, lösen die Erscheinungen aus. Die Betroffenen leiden unter heftigem Niesen, Hautausschlägen, Schwellungen der Augenlider oder Atemnot. Wenn ihr Körper ständig so heftig reagiert, wird der gesamte Organismus, insbesondere das Abwehrsystem, auf Dauer überfordert und damit geschwächt. Meist kennen Allergiker das Allergen, das bei ihnen heftige Reaktionen auslöst, und meiden es. Oft aber sind die Beschwerden weniger dramatisch, jedoch ständig vorhanden, zum Beispiel als Kopfschmerzen, allgemeiner Juckreiz, Nervosität, Konzentrationsmangel, Abgeschlagenheit oder chronische Müdigkeit; Kinder sind hierbei wahre Zappelphilippe (hyperaktiv). Dies sind »maskierte« Allergien, deren Auslöser zu finden meist erhebliche Schwierigkeiten bereitet.

**Eiweißstoffe und Metalle**

**»Maskierte Allergien«**

## Welche Umstände führen zu Hefepilzerkrankungen?

**Weizen- und Milch-Allergie**

Wird die Ursache der Allergie aber nicht identifiziert, kann die Dauerbelastung des Abwehrsystems eine anhaltende Schwächung des Gesamtorganismus zur Folge haben. »Maskierte« Nahrungsmittelallergien rufen eine starke Veränderung der Darmflora hervor; sie werden besonders häufig bei Überempfindlichkeiten gegenüber Weizen oder Milch beobachtet.

Werden die Haut oder die Schleimhaut durch einen Allergieauslöser, zum Beispiel Nickel, gereizt, können sich an den entzündeten Stellen leicht Hefepilze ansiedeln. Vor allem möchte ich in diesem Zusammenhang auf die Latex-Allergie hinweisen: Latex ist ein Gummibestandteil, der in Untersuchungshandschuhen, beispielsweise beim Frauenarzt, und in Kondomen enthalten ist; das Allergen kann eine Entzündung der Scheidenschleimhaut hervorrufen, so daß eine Hefepilzerkrankung folgen kann. Ebenso können Bestandteile des Feuchtfilmes bei Kondomen eine Allergie auslösen.

**Latex-Allergie**

Pseudo-Allergien sind Unverträglichkeitsreaktionen auf körperfremde Substanzen wie Nahrungsmittelkonservierungsmittel und -farbstoffe und Arzneimittel. Sie treten – im Gegensatz zur echten Allergie – nicht nach jedem Kontakt mit dem auslösenden Stoff auf, sondern abhängig davon, in welchem Zustand der Körper sich befindet und wieviel schädigende Substanz er aufgenommenen hat. Das äußere Beschwerdebild einer Pseudoallergie gleicht dem der Allergie, die Diagnostik jedoch ist völlig verschieden (→ Seite 41).

### Krankheiten

Eine Unterversorgung mit Eisen, Magnesium oder Zink kann den Körper so schwächen, daß er einer Hefepilzbesiedlung keinen ausreichenden Schutz entgegensetzen kann.

**Bei geschwächtem Organismus**

Vor allem aber jede schwere Erkrankung kann durch die Schwächung des Körpers von einer Hefepilzerkrankung begleitet sein. Insbesondere bei zehrenden Krankheiten wie Krebs und Infektionskrankheiten wie Aids und Hepatitis ist der Körper so erschöpft, daß er eine Hefepilzinfektion nicht abwehren kann.

## Welche Umstände führen zu Hefepilzerkrankungen?

### Blutzuckerkrankheit

Bei der Blutzuckerkrankheit (Diabetes mellitus) wird in der Bauchspeicheldrüse zu wenig Insulin gebildet, das beim Gesunden dafür sorgt, daß eine stets gleichmäßige Menge von Traubenzucker im Blut (→ Seite 17) vorhanden ist. Diabetiker müssen versuchen, ihren Blutzuckerspiegel mit Diät und Medikamenten auf einem optimalen Stand zu halten – was keineswegs immer gelingt.

Ist zu viel Zucker im Blut, dann ist der Kranke besonders anfällig für eine Hefepilzbesiedlung, zum einen durch seine ohnehin geschwächte Abwehr, zum anderen durch das für das Hefepilzwachstum besonders günstige »süße« Blut. Wenn er andererseits zu wenig Zucker im Blut hat, muß er Traubenzucker zu sich nehmen, da Unterzuckerungszustände lebensbedrohlich sein können. Diese Notfallmaßnahme kommt wiederum den Hefepilzen gelegen.

**Günstige Bedingungen für Hefepilze**

Zusätzlich haben Diabetiker oft ein stark geschädigtes Zahnfleisch, das Hefepilzen ideale Angriffsflächen bietet.

Bei dieser Krankheit immer wieder auftretende Furunkel (eitrige Geschwüre) in der Haut können ebenfalls von Hefepilzen besiedelt werden.

### Verdauungskrankheiten

Nur ein optimales Zusammenspiel aller an der Verdauung beteiligten Organe gewährleistet eine ungestörte Verarbeitung und Aufnahme der Nahrung in den Körper. Jede Fehlfunktion eines einzigen Faktors, ob im Speichel, in der Magensäure, den Gallen- und Bauchspeicheldrüsensäften oder auch beim Weitertransport des Speisebreis durch eine nicht intakte Darmmuskulatur, kann die Darmflora schädigen. Viele Störungen verändern den Säuregehalt im Darm, worauf die »guten« Darmbakterien empfindlich mit Einschränkung ihres Wachstums reagieren. Hefepilze aber sind gegen Säureschwankungen oder Milieuveränderungen recht unempfindlich.

**Schädigung der Darmbakterien**

Dementsprechend sind Patienten mit chronischen Darmerkrankungen wie Colitis, Morbus Crohn, Zöliakie, Divertikulose und andauernder Verstopfung aufgrund der anhaltenden

## Welche Umstände führen zu Hefepilzerkrankungen?

Schwächung des Darmes besonders anfällig für eine Hefepilzbesiedlung.
Bei Magen-Darm-Geschwüren ist der Schutzschild an der schleimigen Oberfläche ebenfalls geschädigt, so daß sich Hefepilze festsetzen können.

### Sucht

**Schwächt die Abwehrkräfte**

Alkohol-, Drogen- und Nikotinsucht schwächen jede auf ihre Art den menschlichen Körper. Sie schädigen einerseits direkt bestimmte Organe, zum Beispiel zerstört der Alkohol die Leber und das Nikotin die Blutgefäße. Andererseits setzen die Substanzen – durch die meist unausgewogene Lebensführung der Suchtkranken – die Abwehrfähigkeiten des Immunsystems herab. So fördert auch eine Sucht die vermehrte Ansiedlung von Hefepilzen.

> Bedenken Sie bitte:
> Es kann nicht genügen, einem Alkoholkranken das Trinken zu verbieten. Denn solange seine körpereigene Alkoholproduktion durch die Hefepilze im Darm (→ Seite 17) »intakt« ist, wird er seine Sucht nie besiegen können!

### Seelische Erkrankungen und psychische Störungen

Auch die Seele hat einen nachhaltigen Einfluß auf das Immunsystem, ist sie krank, leidet auch die Körperabwehr. Bei Menschen mit seelischen Krankheiten oder psychischen Störungen ist häufig wegen der meist unregelmäßigen Lebensführung eine Schädigung der Darmflora zu beobachten. Eßstörungen wie Mager- oder Eß-Brech-Sucht führen wegen der Mangelernährung, der ständigen Reizung des Verdauungstraktes durch künstlich herbeigeführtes Erbrechen und wegen des Mißbrauchs von Abführmitteln zu einer Beeinträchtigung der Flora in Mund, Speiseröhre und Darm, so daß sich Hefepilze leicht festsetzen können.

**Schädigung der natürlichen Flora**

### Welche Umstände führen zu Hefepilzerkrankungen?

**Arzneimittel- und Therapiefolgen**

Ohne moderne Arzneimittel können wir uns unser Leben nicht mehr vorstellen. Täglich werden mit ihrer Hilfe Leben gerettet – denken wir nur an den Asthmatiker, der in seiner Not zum Kortison greift, um wieder atmen zu können. Oder an die zahlreichen durch Bakterien hervorgerufenen Infektionskrankheiten, die wir nur mit Hilfe der Antibiotika beherrschen.

Aber immer müssen wir uns bewußt sein, daß jedes Arzneimittel – und ebenso physikalische Therapieformen wie Bestrahlungen und Operationen – neben dem erwünschten Ergebnis auch unerwünschte, schädliche Wirkungen haben. Das ist ganz verständlich, wenn wir bedenken, daß wir mit einem Arzneimittel, einem physikalischen oder einem mechanischen Reiz in das hochempfindliche Ökosystem Mensch eingreifen; sobald wir einen winzigen Baustein verändern, kann das Auswirkungen auf irgendeinen anderen Mosaikstein haben – wir sehen möglicherweise Zusammenhänge, die uns vor der Behandlung nicht bekannt waren.

*Nebenwirkungen bei vielen Therapien*

Hefepilzerkrankungen werden vermehrt nach den folgenden Behandlungen beobachtet:

*Nutzen und Risiko abwägen*

| Arzneimittel | Therapieformen |
|---|---|
| Antibiotika | Bestrahlungen |
| Hormone | häufige Darmspülungen |
| Kortison | Katheter und Sonden |
| Abführmittel | Operationen an |
| Magensäurehemmer |   Verdauungsorganen |
| Immunsuppressiva | kohlenhydratreiche, |
| Chemotherapeutika |   ballaststoffarme |
| Arzneimittel bei Allergien | Diätformen |
| Desinfektionsmittel | |
| antibakterielle Salben und Pasten | |
| Sondennahrung | |

## Welche Umstände führen zu Hefepilzerkrankungen?

**Natürliche Behandlung bevorzugen**

Wir müssen unbedingt besonders sorgfältig sein beim Einsatz von Arzneimitteln und tiefgreifenden Therapieformen und immer Risiko und Nutzen gegeneinander abwägen. Ich bin sicher, daß in sehr vielen Fällen »scharfe Geschütze« durch naturgemäße Behandlungsmethoden ersetzt werden könnten – ohne die gefürchteten Nebenwirkungen. Fragen Sie Ihren Arzt, ob gegen Ihre Beschwerden eine alternative Behandlungsmöglichkeit besteht.

### Auswirkungen auf die Bakterienflora

Ein Großteil der Hefepilzerkrankungen ist höchstwahrscheinlich auf einen zu großzügigen Einsatz von Arzneimitteln zurückzuführen. An erster Stelle stehen hier die Antibiotika. Wie sie den Hefepilzen den Weg bereiten, ist leicht zu erklären:

Antibiotika werden eingesetzt, um bei einer Infektion die krankmachenden Bakterien abzutöten. Die Medikamente können jedoch nicht zwischen »guten« und »bösen« Bakterien unterscheiden, das heißt, daß auch die hilfreichen Bakterien der gesunden Mund-, Darm- und Scheidenflora Schaden nehmen. Durch die Schädigung dieses natürlichen Schutzschildes (→ Seite 9) wird einer Hefepilzbesiedlung Tür und Tor geöffnet.

**Wirkung von Antibiotika**

Die Antibabypille täuscht dem Körper eine Schwangerschaft vor. Dabei verändert sich der Säuregrad des Scheidenmilieus. Die dort lebenden schützenden Milchsäurebakterien reagieren sehr empfindlich auf diese Milieuänderung, sie werden geschwächt und ermöglichen so Hefepilzen, sich anzusiedeln.

**Mittel gegen Aufstoßen und Magenschmerzen**

Manche Menschen haben einen empfindlichen, reizbaren Magen. Sie leiden unter saurem Aufstoßen und Magenschmerzen, oft dadurch hervorgerufen, daß zu viel Magensäure abgesondert wird. Diese vermehrte Magensäureproduktion kann mit Säure-bindenden Arzneimitteln ausgeglichen werden. Allerdings kann der Patient nicht vor jeder

## Welche Umstände führen zu Hefepilzerkrankungen?

Einnahme messen, wieviel Säure zur Zeit im Magen gebunden werden muß, so daß er leicht zu viel des Medikamentes nimmt – und damit die Säure im Magen und auch im Darm zu stark vermindert, mit der Folge, daß die schützende Darmflora leidet und Hefepilze sich breitmachen können.

**Wichtig: Genügend Säure im Magen**

### Auswirkungen auf das Immunsystem

Einen besonders tiefgreifenden Einfluß auf den Organismus hat das Kortison. Es ist ein Hormon der Nebennierenrinde, das vor allem Entzündungsvorgänge hemmt. Außerdem unterdrückt es die Reaktionen unseres Abwehrsystems. Daher ist es ein wichtiges Hilfsmittel gegen überschießende Abwehrreaktionen, von denen zum Beispiel die Allergien geprägt sind. Ein Übermaß an Kortison schwächt allerdings das System. Um uns aber gegen Infektionen wie einen Hefepilzbefall schützen zu können, braucht der Körper ein voll funktionstüchtiges Abwehrsystem.

**Oft ist Kortison unersetzlich**

Die größte Zerstörungskraft gegen die Körperabwehr besitzen die in der Krebs- und der Aids-Therapie häufig eingesetzten Immunsuppressiva (Medikamente, die Abwehrreaktionen unterdrücken), Chemotherapeutika und radioaktive Strahlen (Behandlungen, die die Vermehrung von Zellen verhindern).

Diese zellschädigenden Substanzen, deren Einsatz bei den genannten Krankheiten sicher nicht zur Diskussion steht, greifen leider nicht nur gezielt die kranken Zellen an, sondern auch gesunde. Hieraus folgt eine allgemeine Schwächung des Ökosystems Mensch. Wieder können sich Keime wie die Hefepilze ungehindert ausbreiten.

### Schädigungen durch Darmbehandlungen

Bei Darmträgheit eingesetzte Abführmittel oder Darmspülungen haben eines gemeinsam: Sie beseitigen nicht die Ursache der Beschwerden, sondern beheben nur kurzfristig die Folgen. Der Darm wird durch eine solche Behandlung immer träger, weil er nie lernt, sich alleine zu helfen – und auch die zur Darmträgheit führende Ernährung wird dadurch nicht geändert.

**Träger Darm durch Abführmittel**

## Welche Umstände führen zu Hefepilzerkrankungen?

**Darm-spülungen und Darmflora**

Eine Darmspülung kann, einmalig oder zumindest nur sehr kurzfristig angewandt, von Nutzen sein, indem alte Verschlackungen beseitigt und auch Hefepilznester herausgespült werden. So natürlich Wasserspülungen für die Haut sind, so unnatürlich sind sie bei regelmäßiger Anwendung im Darm! Mit aufwendigen Apparaturen und ausgefeilten Methoden soll dem Betroffenen der Darm gereinigt werden – aber wie kann bei diesem »Monsun von hinten« eine Darmflora gedeihen, wenn sie immer wieder herausgespült wird?

### Faktoren aus Umwelt und Arbeitswelt

Die starke Zunahme der weltweiten Umweltverschmutzung belastet den menschlichen Organismus immer mehr. Abgase, Lösungsmittel, Pflanzenschutzmittel, in die Umwelt freigesetzte Schadstoffe der Industrie fordern unser Immunsystem ebenso heraus wie radioaktive Strahlung und Elektrosmog, die Ausbildung elektromagnetischer Felder in der Umgebung elektrischer Leitungen. Unser Körper versucht, mit all diesen Schwierigkeiten fertig zu werden – ein Bemühen, das viel Kraft kostet, zumal sich die Auswirkungen der störenden Umweltfaktoren auf den Körper nicht nur summieren, sondern potenzieren.

**Belastung des Immunsystems**

Auf Dauer und zusammen mit anderen Störfaktoren kann eine solche Belastung das Immunsystem erschöpfen, so daß es anderen, unter gesunden Bedingungen leicht zu bewältigenden Anforderungen nicht mehr gewachsen ist. Auf diese Weise können auch Schäden in der Umwelt zu Hefepilzerkrankungen führen. Die Gefahr vergrößert sich, wenn Sie einen Beruf ausüben, in dem Sie häufig direkten Kontakt zu »Pilzträgern« haben; dies trifft vor allem auf die Heilberufe, die Krankenschwestern und Pfleger, Masseure, Fußpfleger und Ärzte zu.

# So wird die Diagnose gestellt

Die Hefepilzerkrankung ist ein »diagnostisches Chamäleon«, weil die Beschwerden in ihrer Art und Ausprägung von Mensch zu Mensch sehr verschieden sind. Sehr oft erlebe ich Patienten mit Candida-Infektionen, die sich seit Jahren krank gefühlt haben, den Grund dafür aber nicht finden konnten. Lange Leidenswege, viele Untersuchungen, Unmengen von Arzneimitteln mit all ihren Nebenwirkungen mußten diese Menschen über sich ergehen lassen, ohne daß eine ursächliche Diagnose gestellt wurde.

**Lange Leidenswege**

Der erste Schritt auf dem Weg, eine Hefepilzerkrankung zu diagnostizieren, ist sicher der schwierigste: Sie oder Ihr Arzt müssen überhaupt erst einen Verdacht haben, daß Ihre möglicherweise sehr unklaren Beschwerden von Hefepilzen herrühren. Erst dann können die weiteren Schritte, den Erreger nachzuweisen, eingeleitet werden. Hefepilze werden in der Regel nicht zufällig gefunden, sondern müssen gezielt gesucht werden. Ihr Arzt kennt Mittel und Wege, sie dann auch zu finden. Wichtigste Pfeiler der Diagnose sind die Krankengeschichte, die Untersuchungen des Stuhls und des Blutes im Labor und das Herausfinden, ob eine Allergie vorliegt.

**Klärung mit Ihrem Arzt**

Bitte beachten Sie:
Ob bei Ihnen ein Verdacht auf eine Hefepilzinfektion besteht, können Sie mit Hilfe eines Kurzchecks klären.
Wenn Sie bei dem »Kurzcheck für Erwachsene« (→ Seite 36) mehr als vier Punkte sammeln oder ein Leiden besonders stark ausgeprägt ist, sollten Sie mit Ihrem Arzt nach Hefepilzen im Darm suchen.

Wenn Ihr Kind bei dem »Kurzcheck für Kinder« (→ Seite 37) mehr als vier Punkte sammelt oder bei ihm ein Leiden besonders ausgeprägt ist, sollten Sie mit Ihrem Arzt nach Hefepilzen im Darm suchen.

## Kurzcheck für Erwachsene

| | Beschwerden/Arzneimittel | Punkte | |
|---|---|---|---|
| | Leiden Sie an | | |
| | – chronischer Müdigkeit | 1 | |
| | – Kopfschmerzen oder Migräne | 1 | |
| **Hier sollten Sie Verdacht schöpfen** | – Heißhunger auf Süßes | 1 | |
| | – plötzlich auftretenden naßkalten und zittrigen Händen | 1 | |
| | – Juckreiz an den Schleimhäuten und/oder am Darmausgang | 1 | |
| | – häufigen Infekten | 1 | |
| | – Haarausfall | 1 | |
| | – Mineralstoffmangel oder brüchigen Nägeln | 1 | |
| | – Alkoholunverträglichkeit | 1 | |
| | – Gelenkschmerzen, vor allem an Händen oder Füßen | 1 | |
| | – Mißmutigkeit und depressiven Verstimmungen oder Schlafstörungen | 1 | |
| | – Blähungen oder anderen Magen-Darm-Störungen | 3 | |
| | – Allergien | 3 | **Allergien** |
| | – kariösen Zähnen, haben Sie viel Amalgam/Gold oder Prothesenmaterial im Mund | 3 | |
| | – chronischen Entzündungen der Nasennebenhöhlen | 4 | |
| | – chronischen Magenschleimhautentzündungen oder Magengeschwüren | 4 | |
| | – Neurodermitis, Psoriasis, chronischen Ekzemen, Urtikaria, Haut- oder Nagelpilzerkrankungen | 5 | |
| | – häufigen Pilzerkrankungen im Genitalbereich | 5 | |
| **Schwächung des Immunsystems** | – Asthma bronchiale | 5 | |
| | – Erkrankungen wie Zöliakie, Zuckerkrankheit, Rheuma, Krebs, Aids oder Schwächung des Immunsystems | 5 | |
| | Haben Sie | | |
| | – Arzneimittel wie Antibiotika, Kortison, Hormone eingenommen | 2 | |
| | – einen Partner mit Hefepilzerkrankung | 2 | |

## Kurzcheck für Kinder

| Beschwerden/Arzneimittel | Punkte | |
|---|---|---|
| – extrem viel Streß | 2 | |
| – regelmäßig Kontakt mit Körpergiften wie Nikotin, Alkohol oder Drogen | 3 | **Genußgifte** |

### Kurzcheck für Kinder

| | Beschwerden/Arzneimittel | Punkte | |
|---|---|---|---|
| | Leidet Ihr Kind an | | |
| | – Neurodermitis, chronischen Ekzemen oder Asthma | 5 | |
| | – häufigen Infekten der Atemwege oder Mittelohrentzündungen | 5 | |
| **Verzögertes Wachstum** | – Pilzerkrankungen im Mund- und/oder Windelbereich | 5 | |
| | – allgemeiner Gedeihstörung | 4 | |
| | – starken Blähungen, häufigen Durchfällen oder Zöliakie | 4 | |
| | – Allergien | 4 | |
| | mußte es | | |
| | – häufig Antibiotika einnehmen | 5 | |
| | – sich einer Kortisonbehandlung unterziehen | 4 | |
| | wurde es | | |
| | – nicht oder nur sehr kurz gestillt | 3 | |
| | – per Kaiserschnitt auf die Welt gebracht | 3 | **Kaiserschnitt** |
| | bestand bei der Mutter vor der Geburt eine Hefepilzerkrankung, vor allem im Bereich des Geburtsweges | 3 | |

## Die Krankengeschichte (Anamnese)

Sehr wichtig ist, daß Sie Ihrem Arzt ausführlich und genau Ihre Krankengeschichte erzählen, frühere Erkrankungen und Behandlungsarten, auffällige und scheinbar unwichtige Beschwerden. Sie wissen ja, die Möglichkeiten, wie sich eine Hefepilzerkrankung zeigt, sind ungeheuer vielfältig.

*Machen Sie sich eine Liste*

Scheuen Sie sich daher nicht, sich Ihrem Arzt rückhaltlos anzuvertrauen; er wird Sie nicht für einen Hypochonder halten, denn er ist froh um jedes Mosaiksteinchen, das ihm bei der Suche nach einer klaren Diagnose weiterhilft.

Wenn Sie Sorge haben, bei der Vielzahl der Ihnen erwähnenswert erscheinenden Fakten etwas zu vergessen, schreiben Sie sich doch alles in Ruhe zu Hause auf, nehmen Sie Ihren Zettel dann mit zu dem Gespräch mit Ihrem Arzt. Denken Sie auch daran, daß sich die Symptome möglicherweise langsam entwickelt haben und nun fast nicht mehr von Ihnen wahrgenommen werden. Oder daß sie sich zwischen den Beschwerden anderer Krankheiten wie Rheuma, Neurodermitis oder Allergien verstecken und dann fälschlicherweise diesen Erkrankungen zugeordnet werden. Ihr Arzt wird Klarheit schaffen.

*Erwähnen Sie alle Beschwerden*

## Laboruntersuchungen

Hefepilzerkrankungen der Haut, der Nägel oder der sichtbaren Schleimhäute kann der geübte Therapeut oft mit bloßem Auge erkennen. Wenn die Symptome eindeutig sind, zum Beispiel der verfärbte, sich ablösende Fußnagel, dann ist es nicht unbedingt erforderlich, daß die Erreger in einem Labor nachgewiesen werden.

*Proben aus allen Körpermaterialien*

Läßt sich eine Hefepilzinfektion so einfach nicht erkennen, können sämtliche Körpermaterialien, zum Beispiel Hautschuppen, Nagelproben, Sekrete, Blut, Urin und Stuhl, in einem mit Pilzdiagnostik vertrauten Labor untersucht werden. Meist entnimmt der Arzt mit geeignetem Besteck die Probe und schickt sie in einem sterilen Röhrchen mit dem Überweisungsschein an das Labor.

## Laboruntersuchungen

### Stuhluntersuchung

Besteht der Verdacht, daß sich Hefepilze im Darm angesiedelt haben, ist eine Stuhluntersuchung notwendig, da nur so die Diagnose gesichert werden kann. Dafür verwenden Sie ein spezielles Röhrchen eines in der Pilzdiagnostik erfahrenen Institutes. Fragen Sie dazu Ihren Arzt. Bei ausreichenden Verdachtsmomenten wird die Stuhluntersuchung von allen Krankenkassen erstattet.

Zusätzlich kann in den Labors geprüft werden, auf welche Medikamente Ihre Hefepilze empfindlich reagieren. Auf diese Untersuchung kann jedoch meist verzichtet werden, da sie sehr teuer und das Ergebnis leider nicht immer aussagekräftig ist; die Entscheidung liegt bei Ihrem Arzt.

Das Ergebnis der Stuhluntersuchung ist von Ihrer Ernährung abhängig. Die Zahl der Hefepilze wechselt stark, je nach dem, wieviel Kohlenhydrate Sie ihnen mit der Nahrung anbieten. So können sie sich nach einer zuckerreichen Mahlzeit explosionsartig vermehren, in »mageren« Zeiten aber wieder weniger werden. Wenn also in einer Stuhlprobe nur wenige pathogene Hefepilze gefunden werden, sollte die Hefepilzerkrankung trotzdem behandelt werden.

**Zur Sicherung der Diagnose**

**Abhängig von der Ernährung**

### Die richtige Entnahme

Auch die Entnahmetechnik beeinflußt die im Labor nachweisbare Keimzahl enorm. Pathogene Hefepilze leben in kleinen »Pilznestern«. Geraten Sie mit dem Entnahmebesteck mitten in eine Pilzkolonie, werden Sie dem Labor selbstverständlich eine größere Keimzahl zukommen lassen als wenn Sie nur eine Randzone erwischen. Die Pilzkolonien liegen vorwiegend auf der Oberfläche des Stuhles, der den Körper zuletzt verläßt. Sie sollten die Probe deshalb von dort entnehmen. Befindet sich auf dem Stuhl eine gallertige, schleimige Auflage, sollten Sie auch davon etwas untersuchen lassen. Nehmen Sie von mindestens vier bis sechs Stellen Material ab, insgesamt eine bohnengroße Menge.

● **Wichtig:** Nehmen Sie die Probe möglichst nicht vor dem Wochenende, damit keine unnötigen Lagerzeiten bei der Post oder im Labor entstehen. Schicken Sie sie nach der

**Nicht vor dem Wochenende**

## Laboruntersuchungen

Entnahme so schnell wie möglich ab. Verwenden Sie speziell gekennzeichnete Laborbriefumschläge mit dem Hinweis »Untersuchungsmaterial«.

**Provoka-**
**tionstest**

### Ein provoziertes Ergebnis
Können die Erreger mit einer normalen Stuhlprobe nicht nachgewiesen werden, sind aber Ihre Beschwerden eindeutig, kann ein Provokationstest durchgeführt werden. Dabei werden die Hefepilze zunächst mit Süßem »gefüttert«, damit sie sich stark vermehren. Zusätzlich wird Obstessig getrunken, der verhindert, daß sie sich an der Darmwand »festhalten«. Danach sollten ausreichend Hefepilze im Stuhl zu finden sein.

> Bitte beachten Sie:
> Nur der Arzt kann entscheiden, ob ein Provokationstest bei Ihnen durchgeführt werden darf. Denn bei bestimmten Krankheitsbildern, vor allem bei allergischen Reaktionen auf Candida albicans, Schimmelpilze oder Bestandteile von Obstessig, bei Asthma bronchiale und Diabetes mellitus können die Beschwerden dramatisch verschlimmert werden. Bei einem ausgedehnten neurodermitischen Ekzem müssen Nutzen und Risiko des Tests sorgsam gegeneinander abgewogen werden.

**Candida**
**albicans-**
**Allergie**

**Nur nach**
**Rück-**
**sprache mit**
**dem Arzt!**

So wird's gemacht: Essen Sie am ersten und zweiten Tag Süßes und trinken Sie dreimal täglich einen Eßlöffel Obstessig, der mit einem Glas Wasser oder Apfelsaft verdünnt ist, bei Kindern reicht dreimal täglich ein Teelöffel. Am dritten Tag nehmen Sie die Stuhlprobe.

### Blutuntersuchung
Konnten mit den Stuhluntersuchungen die Hefepilze nicht nachgewiesen werden, gibt möglicherweise eine Blutuntersuchung Aufschluß. Wenn Sie bereits seit längerer Zeit unter einer Hefepilzerkrankung leiden, hat Ihr Immunsystem

ganz spezifische Eiweißkörper gebildet, die Immunglobuline (IgM), die nur gegen Ihren speziellen Krankheitserreger gerichtet sind. Sie können mit einem aufwendigen und sehr teuren Verfahren in Speziallabors im Blut gefunden werden. Damit ist dann der Beweis erbracht, daß sich Ihr Körper mit diesem Hefepilz auseinandergesetzt hat.

**Nach längerer Erkrankung**

Wenn allerdings die Hefepilze nur im Darminhalt sind und sich noch nicht an der Darmwand festgesetzt haben, und bei frischen Infektionen, bei denen das Immunsystem noch keine Zeit hatte, die Eiweißkörper zu bilden, sind die Immunglobuline nicht vorhanden.

**Nicht bei frischen Infektionen**

Etwa 14 Tage nach der erfolgreichen Behandlung können sie ebenfalls nicht mehr nachgewiesen werden.

## Liegt eine Allergie vor?

Sehr viele Patienten, die eine Hefepilzerkrankung haben, leiden gleichzeitig unter einer Allergie. Solange ihr Körper aber von der Allergie geschwächt ist, ist es besonders schwierig, ihn von Hefepilzen zu erlösen. Deshalb sollten Sie gemeinsam mit Ihrem Arzt unbedingt in Erfahrung bringen, was die Allergie auslöst und das Allergen (→ Seite 27) – soweit möglich – beseitigen oder meiden.

Krankmachende Hefepilze können aber auch selbst eine Allergie auslösen. So kann eine jahrelange Besiedlung mit Candida albicans Ursache einer Candida albicans-Allergie sein; besonders häufig beobachte ich das bei Asthma- und Neurodermitis-Kranken.

**Allergie durch Hefepilze**

Oft reagieren diese Patienten auf andere Hefepilzarten ebenfalls überempfindlich, so daß die Krankheitssymptome auch beim Kontakt mit anderen, artverwandten Hefepilzen ausgelöst werden, zum Beispiel durch Bierhefe, Bäckerhefe, verschiedene Würzhefen, Hefebestandteile in Vitamin- und Mineralstoffpräparaten und Hefeanteile in vergorenen Nahrungsmitteln wie Essig, Wein und Brottrunk. Der Arzt nennt dieses Phänomen Kreuzallergie.

**Kreuzallergie**

### Liegt eine Allergie vor?

#### Untersuchungsmethoden bei Allergien
Es gibt zahlreiche Möglichkeiten, das die allergische Reaktion auslösende Allergen zu finden. Am wichtigsten ist zunächst die Selbstbeobachtung; außerdem stehen für die Diagnostik der Pulstest, der Expositionstest, bei Nahrungsmittelallergien die Weglaß-Diät, Hauttests, der Intrakutantest und verschiedene Bluttests zur Verfügung.

*Selbstbeobachtung*

Diese Testverfahren sind Bestandteil kassenärztlicher Leistungen. Ihr Hausarzt kann sie – zumindest in Teilen – selbst durchführen oder einen Allergiespezialisten (Allergologen) damit beauftragen.

#### Die Selbstbeobachtung
Sie selbst können durch genaue Beobachtung in vielen Fällen recht gut eingrenzen, welcher Stoff bei Ihnen allergische Reaktionen auslöst. Leiden Sie unter einer Nahrungsmittelallergie, sollten Sie genau darüber Buch führen, was Sie gegessen haben – und auch darüber, wie Ihr Körper reagiert hat. Bedenken Sie dabei, daß Beschwerden verzögert auftreten können. Dem in Sachen Allergien versierten Therapeuten fällt es anhand dieser Liste dann leichter, dem möglichen Übeltäter auf die Spur zu kommen. Hier ist penibles, beinahe detektivisches Vorgehen gefragt.

*Führen Sie Buch!*

#### Der Pulstest
Dieser Test ist ebenfalls eine Möglichkeit, dem Allergieauslöser zu Hause auf die Spur zu kommen. Denn sobald unser Körper mit Substanzen in Kontakt kommt, die ihm nicht zuträglich sind, reagiert unser Kreislauf mit einem beschleunigten Herzschlag.

*Vor und nach den Mahlzeiten*

So wird's gemacht: Zählen Sie Ihre Herzschläge vor, unmittelbar nach den Mahlzeiten, eine halbe Stunde und eine ganze Stunde danach. Beim Gesunden sollten in Verbindung mit der Nahrungsaufnahme kein deutlicher Anstieg der Pulsschläge pro Minute oder Unregelmäßigkeiten auftreten. Wird Ihr Puls aber schneller, beschleunigt er sich zum Beispiel von 60 Schlägen pro Minute vor den Mahlzeiten auf 80 Schläge pro Minute danach, müssen Sie an eine allergi-

### Liegt eine Allergie vor?

sche oder eine Überempfindlichkeitsreaktion auf das Nahrungsmittel oder auf darin enthaltene Zusatzstoffe denken.

#### Der Expositionstest
Diese Untersuchung darf nur vom Arzt vorgenommen werden! Der Patient wird dem fraglichen Allergieauslöser ausgesetzt und der Therapeut beobachtet, wie Haut, Schleimhaut, Atmung und Kreislauf reagieren.

**Nur durch den Arzt!**

#### Die Weglaß-Diät
Bei Nahrungsmittelallergien kann mit dieser Methode der Allergieauslöser auf recht einfache Weise ausfindig gemacht werden; sie ist daher vor allem für Kinder geeignet. Sie dürfen unter Anleitung des Therapeuten zunächst nur eine eingeschränkte, genau definierte Auswahl an unverdächtigen Nahrungsmitteln essen. Dann werden schrittweise wieder einzelne Nahrungsmittel eingeführt, wobei Sie selbst und der Arzt die Reaktionen Ihres Körpers genau beobachten.

**Verdächtige Nahrungsmittel weglassen**

> Bitte beachten Sie:
> Wenn der Körper einige Zeit nicht mehr mit dem Allergen konfrontiert wurde, reagiert er möglicherweise bei einem erneuten Kontakt besonders heftig. Deshalb müssen Sie mit Ihrem Arzt besprechen, welche Sofortmaßnahmen Sie im Notfall ergreifen können.

**Wichtig!**

#### Hauttests
Auch diese Untersuchungen können nur von einem Arzt vorgenommen werden. Dabei wird die Substanz, die vermutlich die Allergie auslöst, durch Reiben, Kratzen, Ritzen, Stechen oder mittels Pflaster auf die Haut gebracht. Beim Intrakutantest wird die Allergenlösung in die Haut gespritzt. Eine allergische Reaktion zeigt sich nach Stunden oder Tagen in einer Entzündung oder mit Bläschen auf den behandelten Hautstellen.

**Intrakutantest**

### Liegt eine Allergie vor?

**Immun-globuline**

**Bluttests**
In dem aus der Vene entnommenen Blut wird mit verschiedenen Methoden festgestellt, welche und wieviel Eiweißkörper (Immunglobuline, → Seite 41) vom Immunsystem gegen Allergieauslöser gebildet worden sind. Daran kann der Arzt auch erkennen, wie stark die Allergie entwickelt ist.

**Alternative Untersuchungsmethoden**
Auf dem heutigen Gesundheitsmarkt werden viele weitere Testmethoden angeboten. Findet die eine oder andere hier keine Erwähnung, ist dies nicht mit einer Geringschätzung meinerseits dieser Methode gegenüber gleichzusetzen.
Zwei häufig angewendete Testmethoden jedoch möchte ich kurz skizzieren, die Elektro-Akupunktur nach Voll und die Bioresonanztherapie. Beide Methoden können bei der Ganzkörperdiagnostik, der Allergiesuche und der Arzneimittelwahl äußerst hilfreich sein, ein mikrobiologischer Pilznachweis ist jedoch unerläßlich.

**Pilze müssen nachgewiesen werden**

**Die Elektro-Akupunktur nach Voll**
Dr. Reinhard Voll konstruierte in den fünfziger Jahren ein Gerät, mit dem es möglich ist, an den klassischen chinesischen Akupunkturpunkten den elektrischen Hautwiderstand zu messen. Da jedem Punkt bestimmte Organe im Körper zugeordnet sind, lassen sich aus der Höhe des Hautwiderstandes Rückschlüsse auf den Zustand der Organe ziehen.
Chronische Entzündungsherde, zum Beispiel an Zähnen, Rachenmandeln, Nasennebenhöhlen und an inneren Organen wie der Gallenblase oder der Bauchspeicheldrüse, können mit dieser Methode nachgewiesen werden, oft lange bevor Krankheitssymptome auftreten. Arzneimittel können auf ihre individuelle Wirksamkeit und Verträglichkeit genauso beurteilt werden wie Nahrungsmittel oder Giftstoffe, beispielsweise Pestizide, Holzschutzmittel oder Amalgam.
Leider ist diese Methode schulmedizinisch nicht anerkannt, so daß die anfallenden Kosten nur von wenigen gesetzlichen Krankenkassen erstattet werden.

**Überprüfung auch von Arzneimitteln**

## Liegt eine Allergie vor?

Der auf dem Gebiet der Elektro-Akupunktur kundige Leser entschuldige diese vereinfachte Darstellung der Materie. Interessierte wenden sich bitte an die Medizinische Gesellschaft für Akupunktur nach Voll e.V. (→ Adressen, die weiterhelfen, Seite 91).

### Die Bioresonanztherapie

Jede Materie hat in sich elektrische Schwingungen, die in ganz spezieller, nur ihr eigener Häufigkeit ablaufen. Mit einem Gerät werden diese feinsten, vom Menschen nicht wahrnehmbaren Schwingungen aufgenommen. Bei Gesundheit sind diese Signale in unserem Körper harmonisch, bei Krankheit disharmonisch. Wie bei der Elektro-Akupunktur lassen sich mit dieser biophysikalischen Methode Krankheiten, Allergien und andere Faktoren herausfinden, die unseren Körper in Disharmonie versetzen.

**Harmonie und Disharmonie**

Die Bioresonanztherapie kann zur Diagnostik, aber auch zur Behandlung eingesetzt werden, indem »heilende«, also neutralisierende Schwingungen verwendet werden.

Möchten Sie mehr über diese Behandlungsmethode erfahren, wenden Sie sich bitte an die Bioresonanz Ärztegesellschaft (→ Adressen, die weiterhelfen, Seite 91).

# Die Behandlung

Ob Haut, Nägel, Gehörgang, Scheide oder Schleimhaut von Hefepilzen befallen sind – alles wird mit der Entfernung der Erreger aus dem Darm saniert, um eine Wiederansteckung durch Selbstinfektion (→ Seite 12) zu vermeiden.

**Sie brauchen Medikamente**

Zur Heilung sind pilzabtötende Arzneien erforderlich. Es wäre gefährlich, Hefepilze lediglich durch eine extrem kohlenhydratarme Diät aushungern zu wollen, weil akuter Nahrungsmangel Hefepilze nicht abtötet, sondern zur Wanderschaft antreibt (→ Seite 16). Daher sollte eine Anti-Pilz-Diät (→ Seite 56) immer gleichzeitig mit pilztötenden Arzneien angewendet werden; eine Ausbreitung der Erkrankung wird so von vornherein verhindert. Zusätzlich brauchen Sie natürliche Arzneien zur Stabilisierung der Körperfunktionen, zur Entgiftung und zum Ausgleich des Mineralstoff- und Vitaminhaushaltes.

## Sie brauchen einen erfahrenen Arzt

Grundsätzlich können Sie Ihre Hefepilzerkrankung nicht ohne Hilfe eines Arztes behandeln! Er muß entscheiden, welche Therapieform für Sie in Frage kommt, welche Medikamente für Sie geeignet sind und wie Sie eine eventuell vorhandene Grundkrankheit weiterbehandeln müssen (→ Seite 50). Außerdem muß er die Wirkung und vor allem die Nebenwirkungen der eingesetzten Arzneimittel überwachen und unter Umständen entscheiden, ob ein Mittel abgesetzt oder in geringerer Dosis gegeben werden muß.

**Der Arzt entscheidet**

Auf dem schul- und alternativmedizinischen Markt gibt es eine Fülle von Angeboten, wie man Hefepilzerkrankungen behandeln kann. Die Therapeuten informieren sich über neue Therapieformen und Medikamente und setzen sich mit ihnen auseinander. Sie müssen jederzeit in der Lage sein, Ihnen gegenüber zu begründen, warum sie gerade diese Behandlung für Sie ausgewählt haben. Da eine solide Vertrauensbasis die Grundlage einer jeden Behandlung ist, sollten Sie sich nie scheuen, Fragen zu stellen. Lassen Sie sich alles genau erklären. Der Ausspruch: »Es hat schon vie-

**Informieren Sie sich genau**

len Menschen geholfen, warum nicht auch Ihnen?« darf Ihren Ansprüchen an eine Erläuterung nicht genügen. Ihre Höflichkeit sollte Sie nicht daran hindern, Fragen zu wiederholen, falls Sie unklare, unvollständige oder ausweichende Antworten erhalten haben. Jede Diagnose- und Therapieform sollte für Sie nachvollziehbar und in ihren Auswirkungen überschaubar sein.

*Fragen Sie nach*

Aber auch das Kosten/Nutzen-Verhältnis muß stimmen. Lassen Sie sich nicht durch hohe Preise bei angebotenen Therapien und Medikamenten blenden. Teuer muß nicht immer gut, billig nicht immer schlecht sein.

## Voraussetzungen für den Behandlungserfolg

*Wichtig: Ihr fester Wille*

Das Behandlungsschema muß zusammen mit Ihrem Arzt gut vorbereitet sein; jeder Teil ist gleichermaßen wichtig, nichts darf einfach weggelassen oder nachträglich eingefügt werden. Voraussetzung für den Erfolg ist Ihr fester Wille, auch einen vielleicht schwierigen Weg zu gehen.

Beantworten Sie sich bitte vor Behandlungsbeginn die folgenden Fragen:

- Bin ich bereit, meine Lebensführung so zu gestalten, daß sie sich in absehbarer Zeit zu einer »gesünderen Lebensform« entwickelt?
- Bin ich bereit, auf schädliche Genußgifte wie Nikotin und Alkohol zu verzichten?
- Bin ich bereit, meine Ernährungsform so zu gestalten, daß Hefepilze keine Chancen haben?

*Ernährungsumstellung*

- Bin ich bereit, mit meinem Partner oder meiner Partnerin über die Erkrankung zu sprechen, um ihn oder sie gegebenenfalls in die Behandlung einzubeziehen?
- Bin ich bereit, vor der Behandlung meine Zähne sanieren und, falls erforderlich, Amalgam beseitigen zu lassen?
- Bin ich bereit, nach Allergien zu suchen, die den Körper schwächen können, und die notwendigen Schritte zur Allergenvermeidung oder Allergiebehandlung einzuleiten?

## Besondere Schwierigkeiten bei Kindern

● Bin ich bereit, die auf den Körper einwirkenden Belastungen aus der Umwelt so weit wie möglich zu reduzieren?
Seien Sie ehrlich zu sich selbst! Eine halbherzige Pilzbehandlung führt selten zum Erfolg.

*Achten Sie auf Schwachpunkte*

Haben Sie alle Fragen mit »Ja« beantwortet, dann sind Ihre Erfolgschancen sehr gut. Haben sich ein oder zwei »Nein« eingestellt, lohnt sich der Behandlungsversuch, sofern Sie diese »Schwachpunkte« genau im Auge behalten und möglichst bald Abhilfe schaffen.

## Besondere Schwierigkeiten bei Kindern

Machen Sie Ihrem Kind auf keinen Fall Angst vor Hefepilzen! Denken Sie bitte immer daran, daß Kinder einen anderen Bezug zu ihrem Körper haben als Erwachsene. Ersparen Sie Ihrem Kind umständliche Erklärungen über krankmachende Hefepilze in seinem Darm, denn manch gut gemeinter Erklärungsversuch endet in ängstlichen Fragen des Kindes. Besser ist, Sie stellen ihm dar, wie wichtig eine gesunde Darmflora für unseren Körper ist; bemühen Sie dazu ruhig Beispiele von pflanzlichen Ökosystemen, die das Kind sehen und erfahren kann: Die Darmflora ist wie das Gemüse auf einem sauberen Beet. Wird der Garten nicht gepflegt, wuchert das Unkraut und verdrängt das Gemüse. Wir müssen den Boden hegen und aufkeimende unerwünschte Pflanzen ausreißen.

*Auf einfache Weise erklären*

Es erstaunt mich immer wieder, wie selbstverständlich auch kleinere Kinder die Erklärungen annehmen und umsetzen.
Die Praxis zeigt, daß Kinder ihre Behandlung selbst wesentlich weniger gefährden als zum Beispiel ihre Großeltern.

*Sachliche Aufklärung aller Beteiligten*

Natürlich nicht, weil sie ihren Enkeln schaden wollen, sondern aus Unwissenheit und Unkenntnis über die zu ihrer Jugendzeit noch weitgehend unbekannte Hefepilzerkrankung. Eine sachliche und umfassende Information kann hier schnell Abhilfe schaffen – lassen Sie sich aber bitte nicht auf eine Diskussion über den Sinn und Unsinn von Süßigkeiten ein; das könnte Ihre Nerven unnötig strapazieren!

## Das Behandlungskonzept

Auch vor der Behandlung von Kindern sollte mit einigen grundlegenden Fragen geklärt werden, ob die Motivation ausreicht, die Hefepilze loszuwerden:

● Ist es möglich, den Kindern vorübergehend die heißgeliebten Süßigkeiten zu entziehen? Ist es möglich zu verhindern, daß sie sich selbst damit versorgen?

**Keine Süßigkeiten**

● Sind die an der Kinderbetreuung beteiligten Menschen, zum Beispiel die Oma oder die Tagesmutter, bereit, die bei Hefepilzerkrankungen empfohlene Ernährungsform zu berücksichtigen?

**Motivieren Sie Ihr Kind**

● Sind größere Kinder zur Mitarbeit bereit, können sie soweit motiviert werden, daß sie vorübergehend freiwillig auf Nahrungsmittel wie Spaghetti, Ketchup und Süßigkeiten verzichten?

● Sind Sie bereit, gegebenenfalls bei Ihren Kindern nach Nahrungsmittelallergien zu fahnden?

● Sind Sie – in Zusammenarbeit mit Ihrem Arzt – bereit, bei leichteren Infektionskrankheiten nicht gleich die »chemische Keule« zur Behandlung einzusetzen, sondern zunächst sanftere, weniger schädigende, aber nicht minder effektive therapeutische Wege zu beschreiten? Auch dann, wenn Sie diese Art der natürlichen Behandlung unter Umständen mehr Zeit kostet, als Ihrem Kind eine Tablette zu verabreichen?

Wie für Erwachsene gilt auch hier: Je mehr Ja-Antworten, desto besser.

## Das Behandlungskonzept

Eine Anti-Pilz-Behandlung muß immer ganzheitlich sein, das heißt, es reicht nicht, wenn nur die Hefepilze entfernt werden. Nur wenn auch die Ursachen und die Folgen der Infektion beseitigt werden, läßt sich ein Rückfall verhindern.

**Ursachen und Folgen beseitigen**

Machen Sie gemeinsam mit Ihrem Arzt einen genauen Plan, wie Sie bei der Behandlung vorgehen wollen. Mit einem gut vorgezeichneten Weg kommen Sie schneller und sicherer ans Ziel, als wenn Sie sich womöglich übernehmen und auf halber Strecke aufgeben.

## Das Behandlungskonzept

**Fünf Therapieziele**

Fünf Bereiche müssen in jede Therapie einbezogen werden:
- die Beseitigung der Krankheitsursachen
- die Beseitigung der Hefepilze
- der Aufbau einer gesunden und widerstandsfähigen Darmflora
- der Ausgleich des Vitamin- und Mineralstoffhaushalts
- die Stimulierung des körpereigenen Abwehrsystems

Um den Erfolg einer Therapie auf Dauer zu erhalten, ist es sinnvoll, den Körper bei der Entgiftung (→ Seite 70) zu unterstützen, indem wir ihm helfen, die Abfallprodukte des Stoffwechsels loszuwerden.

Einziger Grund, von diesem strengen Weg abzuweichen, ist eine schwere Grunderkrankung, deren Behandlung nicht unterbrochen werden darf.

**Ausnahme von der Regel**

Bitte beachten Sie:
Auf keinen Fall dürfen Sie notwendige Arzneimittel einfach absetzen – dies könnte eine schwere körperliche Krise herbeiführen. Sprechen Sie mit Ihrem behandelnden Arzt! Liegen gewichtige Gründe vor, die es verbieten, eine Antibiotika- oder Kortison-Behandlung oder jede andere Medikation abzusetzen, kann eine Pilzbehandlung eventuell parallel durchgeführt werden – kleine Schritte führen Sie auch zum Ziel. Keinesfalls dürfen Sie sich durch zu radikale Maßnahmen gefährden. Lassen Sie sich lieber vorübergehend auf Kompromißlösungen ein.

**Bei psychischen Erkrankungen**

Bei psychischen Erkrankungen, Mager-, Eß-Brechsucht oder Depressionen, ist eine Absprache mit dem betreuenden Psychotherapeuten unbedingt erforderlich!
Sehr genau muß bedacht werden, welche Erkrankung den Betroffenen mehr gefährdet, die Grunderkrankung oder die Hefepilzbesiedlung, und in jedem Einzelfall muß die Auswirkung der Therapie genau beleuchtet werden.

**Das Behandlungskonzept**

### Wann sollte die Behandlung beginnen?

Eine Hefepilz-Therapie fordert im allgemeinen von Ihnen eine Umstellung Ihrer Ernährungsgewohnheiten. Sie sollte daher erst dann begonnen werden, wenn Sie dieser Forderung auch nachkommen können. Wenig sinnvoll erscheint es mir zum Beispiel, kurz vor einer Reise, bei der Sie wenig Einfluß auf das Essen nehmen können, mit der Behandlung anzufangen.

**Nicht vor einer Reise**

Vor allem Kinder sollten nicht unnötig gequält werden. So ist es für keine Kinderseele zuträglich, gerade am Weihnachtsabend oder am Ostersonntag auf alle Köstlichkeiten verzichten zu müssen. Ungünstig sind auch Behandlungstermine unmittelbar vor Klassen- oder Urlaubsfahrten, kurz vor Ende des Schuljahres, wenn noch wichtige Klassenarbeiten anstehen und das Kind hierfür alle seine Energien benötigt. Das Vorhaben sollte dann besser auf einen günstigeren Zeitpunkt verschoben werden – nur: Allzu langfristig sollte die Verzögerung natürlich nicht sein.

**Nicht während der Regelblutung**

Die Behandlung der Scheidenschleimhaut mit Antipilzmitteln kurz vor oder während der Regelblutung ist nicht sinnvoll, weil das Medikament mit dem Blut aus der Scheide ausgeschwemmt wird. Beginnen Sie mit der Therapie am besten unmittelbar danach.

Der Zahnarzt sollte vor Therapiebeginn größere Zahndefekte saniert haben. Bitten Sie ihn nochmals um eine Kontrolle und um Zahnsteinentfernung.

### Der Behandlungsablauf

Das folgende Behandlungsschema ist eine Möglichkeit, wie Sie gegen die Hefepilze vorgehen können – nicht Standard! Aufgrund seiner Erfahrung wird Ihr Therapeut für Sie einen Behandlungsplan aufstellen, der auf Ihre speziellen Bedürfnisse ausgerichtet ist.

**Ihr Therapeut muß individuell entscheiden**

Wir unterteilen die Anti-Hefepilz-Behandlung in drei Phasen:
- die Vorbereitung (erste Woche),
- die Akutbehandlung (zweite und dritte Woche),
- die Nachbehandlung (vierte bis neunte Woche).

## Das Behandlungskonzept

**Regelmäßige Kontrollen**

An die Nachbehandlung schließt sich eine Kontrolluntersuchung an. Werden dabei erneut krankmachende Hefepilze im Stuhl nachgewiesen, wird die Behandlung wiederholt, nachdem Ihr Arzt und Sie gemeinsam die Ursache für das Therapieversagen gefunden haben.
Kann bei der Kontrolluntersuchung kein Hefepilz mehr nachgewiesen werden, wird Ihre Freude groß und der Krankheitserreger hoffentlich besiegt sein. Halbjährliche, später jährliche Kontrollen sollten angeschlossen werden.

### Die Vorbereitung auf die Behandlung

Beginnen Sie mit der Vorbereitungswoche am Wochenanfang, damit die erstmalige Medikamenteneinnahme in der zweiten Woche nicht auf ein Wochenende fällt, an dem Ihr Therapeut bei eventuellen Rückfragen nicht erreichbar ist.

- Beschäftigen Sie sich ausführlich mit dem Thema Hefepilzerkrankungen und klären Sie noch offene Fragen mit Ihrem Therapeuten.

**Klären Sie alle Fragen**

- Verbannen Sie die »süßen Verführer« aus Ihrem Haushalt.
- Besorgen Sie sich die Ihnen verschriebenen Arzneien und lesen Sie die Beipackzettel genau durch.
- Planen Sie gemeinsam mit Ihrem Therapeuten zusätzliche physikalische Behandlungen wie Wickel, Bäder oder Darmspülungen, die Sie zu Hause selbst durchführen können (→ Seite 71). Besorgen Sie die hierfür notwendigen Zutaten und Utensilien.
- Waschen Sie Leibwäsche, Socken, Waschlappen und Handtücher bei Temperaturen über 60°C.

**Behandlung von Haut und Nägeln**

- Sollten Sie unter Haut- und/oder Nagelpilz leiden, kann die vom Therapeuten empfohlene Behandlung der Haut und der Nägel bereits beginnen.
- Falls Essen an den Arbeitsplatz oder in den Kindergarten oder die Schule mitgenommen werden muß, besorgen Sie jetzt die notwendigen Transportgefäße aus Glas oder Keramik, bitte nicht aus Plastik.
- Sprechen Sie mit den Betreuern Ihres Kindes (Omas und Opas nicht vergessen!) und erklären Sie ihnen, was Sie in der nächsten Zeit vorhaben (→ Seite 90).

## Hefepilzsanierung mit Medikamenten

Vor allem aber sollten Sie sich auf die zweite Behandlungswoche positiv einstimmen:
Freuen Sie sich darüber, daß die Ursache Ihres vielleicht schon seit langem bestehenden Leidens gefunden ist. Jetzt können Sie absehen, daß Sie mit großer Wahrscheinlichkeit nach Ablauf der nächsten 14 Tage die Hefepilze aus Ihrem Körper vertrieben haben!

**Freuen Sie sich auf den Erfolg**

**Einkaufsliste**

So könnte Ihre Einkaufsliste aussehen:
3 Zahnbürsten
Zahnseide
Kräuterzahnpasta von Weleda oder Urstoffzahnpasta
Kohlensäure- und natriumarmes Mineralwasser
Grüner Mate-Tee, Lapacho-Tee
Prothesenreiniger
Prothesenbehälter aus Glas
Transportgeschirr
Waschpulver (über 60°)
Arzneien
Luvos Heilerde I
Lebensmittel nach Ernährungsempfehlungen
Milchzucker
kohlenhydratfreier Süßstoff

## Hefepilzsanierung mit Medikamenten

Hefepilze müssen unbedingt restlos abgetötet werden. Dies ist nur mit speziell wirksamen Medikamenten möglich. Eine Anti-Pilz-Diät (→ Seite 56) allein, mit der die Erreger ausgehungert werden, birgt die Gefahr in sich, daß die Keime in die Blutbahn eindringen und sich ihre Nahrung im gesamten Körper suchen. Die Folge ist eine Organmykose (→ Seite 16), die wesentlich schwerer zu behandeln ist als eine lokale Erkrankung.

**Diät allein reicht nicht**

## Hefepilzsanierung mit Medikamenten

### Lokal wirksame Medikamente

Soweit es möglich ist, Hefepilze direkt an dem Ort zu erreichen, an dem sie sich angesiedelt haben, sollten sie mit einem nur dort wirksamen Mittel bekämpft werden. Das heißt, für die Behandlung des Darmes stehen Tabletten zur Verfügung, für Haut und Nägel Lösungen, Salben und Gels, für den Mund Mundgels, Lösungen und Lutschtabletten, für die Gehörgänge Ohrentropfen und für die Scheide Scheidenzäpfchen.

**Lokale Behandlung**

Das am häufigsten angewandte Mittel ist Nystatin, ein seit über 40 Jahren bekannter, aus Bakterien gewonnener natürlicher Wirkstoff, der nicht in den Körper aufgenommen wird. Er greift die Oberfläche der Hefepilze an und bringt diese buchstäblich zum Platzen.

> Nystatin ist in der Apotheke frei erhältlich, sollte aber nur unter Aufsicht eines Arztes angewendet werden. Denn die Wirksubstanz ist in verschiedenen Produkten mit unterschiedlichen Farb- und Trägerstoffen verarbeitet, und nur Ihr Arzt kann entscheiden, welche Zusammensetzung für Sie geeignet ist. Die Krankenkassen übernehmen die Kosten, wenn ein ärztliches Rezept vorliegt.

**Nur unter ärztlicher Aufsicht**

Das Medikament wird in der Regel sehr gut vertragen, so daß es auch für Schwangere und Kleinkinder geeignet ist. In seltenen Fällen jedoch werden Allergien auf den Wirkstoff selbst, häufiger auf einzelne Bestandteile der Arzneimittelzubereitung wie Farbstoffe, Konservierungsmittel oder Salbengrundlagen beobachtet.

Weitere lokal wirksame Anti-Pilz-Mittel sind Natamycin, das in Verträglichkeit und Wirksamkeit dem Nystatin nachsteht, und Amphotericin B, das schwerere Nebenwirkungen hervorrufen kann.

**Schlechtere Wirksamkeit**

Außerdem stehen zwei natürliche Heilmittel für die Behandlung eines Hefepilzbefalls auf der Haut, zum Beispiel an den Füßen, zur Verfügung:

## Hefepilzsanierung mit Medikamenten

**Natürliche Heilmittel**

- Tannolact, ein Fertigpräparat aus Eichenrinde, das als Fuß-, Sitz- oder Ganzkörperbad angewendet wird. Es hilft gegen Hefepilze, stillt aber auch den Juckreiz bei Ekzem und Windeldermatitis.
- Teebaumöl gegen Fußpilz. Es wird nach dem Waschen und besonders gründlichem Trocknen – eventuell mit dem Fön – zweimal täglich auf die befallenen Stellen an den Füßen aufgetragen.

Wichtig: Ist nach einer Woche keine Besserung eingetreten, müssen Sie Ihren Arzt um Rat fragen.

### Allgemein wirksame Medikamente

**Bei Organmykosen**

Sitzen die pathogenen Hefepilze in Nischen, zum Beispiel in den Darmschleimhauteinstülpungen (Divertikeln), oder sind sie über die Blutbahn in Organe wie Leber oder Herz vorgedrungen, so daß sie von Nystatin nicht erreicht werden, dann müssen sie mit Arzneimitteln bekämpft werden, die ins Blut aufgenommen werden und im ganzen Körper wirken. Dies sind die Azole, »scharfe Geschütze«, die wegen ihrer Nebenwirkungen, vor allem auf Nieren und Leber, nur vom Arzt verordnet werden und deren Anwendung er streng überwachen muß.

### Allgemeine Nebenwirkungen

Gehen Hefepilze zugrunde, gleichgültig durch welches Medikament, werden ihre Gifte freigesetzt. Dies kann bei besonders empfindlichen Menschen Übelkeit, Hautentzündungen, Kopfschmerzen oder andere Befindlichkeitsstörungen auslösen. Meist treten solche Reaktionen am zweiten Tag der Behandlung auf, halten aber nur etwa einen Tag, maximal drei Tage an.

**Meist nur einen Tag**

Manchmal allerdings kommt es zu Allgemeinreaktionen, Hautausschlägen oder Fieberschüben; man nennt diese Antwort des Körpers auf die zerfallenden Hefepilze »Herxheimer-Reaktion«. In diesen seltenen Fällen muß unbedingt der Therapeut aufgesucht werden. Er wird das Medikament

## Die Anti-Pilz-Diät

absetzen oder die Dosis verringern, und die Beschwerden lassen alsbald nach. Bei Neubeginn der Behandlung – nie ohne Therapeuten! – sollte die Dosis des Medikaments nur langsam gesteigert werden.

Auch bei sehr starkem Hefepilzbefall, bei ausgeprägter Neurodermitis oder schwerem Asthma bronchiale sollte die Anti-Pilz-Medikation immer langsam gesteigert werden, um die beschriebenen Reaktionen zu verhindern.

**Bei Herxheimer-Reaktion**

Die Herxheimer-Reaktion ist oft schwer von einer Allergie auf den Wirkstoff oder Bestandteile des Arzneimittels, zum Beispiel die rote Farbe des Tablettenlacks, zu unterscheiden, was eine Umstellung des Medikamentes erfordern würde. Ebenso können andere Allergieauslöser eine Rolle spielen, beispielsweise Äpfel, die Sie vor der Behandlung nicht gegessen haben, die jetzt aber in dem geänderten Speisezettel enthalten sind.

**Abgrenzung zu einer Allergie**

Bemerken Sie während der Hefepilzbehandlung irgendwelche ungewohnten Reaktionen an Ihrem Körper, fühlen Sie sich unwohl, dann teilen Sie dies bitte Ihrem Arzt mit.

## Die Anti-Pilz-Diät

**Meiden Sie Süßes und helle Mehle**

Die Behandlung einer Hefepilzerkrankung sollte immer von einer Anti-Pilz-Diät, bei der vor allem Süßes und helle Mehle aus der Zutatenliste verschwinden, begleitet sein. Aber auch nachdem die Hefepilze aus dem Körper entfernt worden sind, sollten Sie sich, um einen Rückfall zu vermeiden, vor allem was die Kohlenhydrate betrifft, an die Ernährungsempfehlungen in dieser Diät halten.

Das Essen soll Ihnen Freude machen. Eine mit Widerwillen eingehaltene Diät kann nicht erfolgreich sein; sie wird so schnell wie möglich beendet, so daß der nächste Rückfall vorprogrammiert sein kann.

**Essen soll Spaß machen**

Essen Sie lieber öfter am Tag kleinere Mengen, zum Beispiel drei Hauptmahlzeiten und zwei Zwischenmahlzeiten, die aus Naturjoghurt, Buttermilch oder sauren Äpfeln bestehen könnten.

## Die Anti-Pilz-Diät

Bedenken Sie immer: Sie haben dem Hefepilz den Kampf angesagt und nicht sich selbst oder gar dem Kind! Bleiben Sie während der Akutbehandlung in der zweiten und dritten Woche eisern an der Anti-Pilz-Diät orientiert. Wenn sich aber später einmal »Fehler« einschleichen, wenn Sie zu besonderen Gelegenheiten einmal über die Stränge schlagen, kann das der inzwischen von den Hefepilzen befreite Körper sicher vorübergehend vertragen (→ Seite 64).

**Bleiben Sie drei Wochen eisern!**

### Eine vollwertige Ernährung

Die Anti-Pilz-Diät basiert auf einer vollwertigen Ernährung. Bereiten Sie deshalb Ihre Mahlzeiten nach den Grundwerten der Vollwertkost zu: Das volle Korn, frisches Gemüse und Salate sind die Grundlagen. Aber vollwertig zu essen bedeutet nicht automatisch: nur aus pflanzlichen Produkten zubereitet, also vegetarisch – Milch, Milchprodukte und auch Fleischwaren (außer Schweinefleisch), sind im Rahmen der Vollwertküche durchaus zugelassen.

**Kein Schweinefleisch**

Essen Sie keine Nahrungsmittel, die Konservierungs-, Aroma- und Farbstoffe enthalten. Wählen Sie Zubereitungsformen, die wertvolle Inhaltsstoffe erhalten. Das heißt: Essen Sie keine Konserven, dünsten Sie Gemüse nur kurz, so daß es noch etwas »Biß« hat – wie es in der Küche des Mittelmeerraumes üblich ist. Denn durch zu langes Kochen zerstören Sie wertvolle Vitamine, und wichtige Mineralstoffe gehen in das Kochwasser über.

**Keine Konserven**

Begleitend zu diesem GU-Ratgeber erscheint ein Diät-Ratgeber (→ Seite 92), in dem Sie viele Rezepte für schmackhafte Gerichte finden.

Lassen Sie sich auch von italienischen und französischen Kochbüchern inspirieren, denn sie bieten viele Anregungen für schmackhafte Zubereitungen, die ebenfalls den Richtlinien einer Anti-Pilz-Diät genügen.

**Viel Gemüse**

Ebenso können die Gemüsezubereitungen der chinesischen Küche Ihren Gaumen erfreuen. Aber verzichten Sie während der Diät auf Nudeln und gezuckerte Nachspeisen!

Probieren Sie, experimentieren Sie, lassen Sie sich inspirieren und bereiten Sie Ihre Nahrung mit Freude zu!

## Die Anti-Pilz-Diät

### Das dürfen und sollen Sie essen

| | | |
|---|---|---|
| **Frischgemüse, je nach Jahreszeit** | Auberginen<br>Artischocken<br>Avocados<br>Bohnen<br>Broccoli<br>Chinakohl<br>Fenchel<br>Gurken<br>Kartoffeln<br>Kohl (alle Arten)<br>Kohlrabi<br>Topinambur<br>Lauch | Mangold<br>Meerrettich*<br>Möhren (Karotten)<br>Paprika<br>Rote Bete<br>Schwarzwurzeln<br>Sellerie<br>Soja<br>Spargel<br>Spinat<br>Tomaten<br>Zucchini<br>Zwiebeln* |
| **Salate und Zutaten** | Blattsalate<br>Brunnenkresse<br>Chicoree<br>Feldsalat<br>Gurken<br>Karotten (Möhren)<br>Knoblauch*<br>Oliven | Radieschen*<br>Rettich*<br>Schnittlauch<br>Sojasprossen<br>Spargel<br>Tomaten<br>Zucchini<br>Zwiebeln* |
| **Pilze** | Champignons<br>Hallimasch<br>Morcheln | Pfifferlinge<br>Shiitake*<br>Steinpilze |
| **Obst** | Äpfel, sauer<br>Birnen, sauer | Grapefruit<br>Zitronen |
| **Gewürze** | Essig*<br>Kräuter<br>Majoran<br>Meerrettich*<br>Pfeffer | Salz<br>Senf, extra scharf*<br>Thymian<br>Vanille<br>Zimt |

## Die Anti-Pilz-Diät

| | | |
|---|---|---|
| **Tierische Produkte** | Buttermilch* <br> Eier <br> Fisch <br> Fleisch <br> (außer Schweinefleisch) <br> Gelatine | Joghurt, <br> lebende Kulturen* <br> Käse <br> Meeresfrüchte <br> Milch <br> Quark |
| **Getreide** | Buchweizen <br> Hirse <br> »Vollgetreide« <br> »Backfermentbrot« | Vollkornprodukte <br> Sauerteigbrot |
| **Getränke** | Gemüsesäfte <br> Mineralwasser | Tees (außer Früchtetees) <br> Lapacho-Tee* <br> Mate* |
| **Öle, Fette** | kaltgepreßte und unbehandelte reine Margarinen <br> Pflanzenöle | Butter |
| **Samen und Nüsse** | Cashewkerne <br> Erdnüsse <br> Haselnüsse <br> Kürbiskerne | Kokosnuß <br> Sesam <br> Sonnenblumenkerne <br> Walnüsse |
| **Süßes** | Milchzucker <br> (Süßstoffe: Aspartam, Acesulfam, Cyclamat, Saccharin) | |

Die mit * gekennzeichneten Lebensmittel sind besonders wirksam bei der Vertreibung der Hefepilze aus dem Darm.

# Die Anti-Pilz-Diät

## Das sollten Sie meiden

| | | |
|---|---|---|
| **Süßes** | Fruchtzucker<br>Honig<br>Kandis<br>Kaba-Fertigprodukte<br>Kekse<br>Kuchen<br>Puddingpulver<br>Rohrzucker<br>Süßstoffe (Sorbit, Xylit) | Sirup<br>Süßwaren<br>Traubenzucker<br>Trockenfrüchte<br>Zucker (weiß, braun,<br>  Puder-, Hagelzucker)<br>Zuckerverarbeitungen |
| **Obst** | süße Obstsorten wie<br>  Bananen, Trauben,<br>  Mandarinen, Pfirsiche<br>Kompott | Dicksäfte (Apfel, Birne)<br>Obstkonserven<br>Konfitüren |
| **Gemüse** | Dosengemüse<br>Kartoffelfertigprodukte | Ketchup mit Zuckerzusatz<br>Sojasoße mit Zuckerzusatz |
| **Tierische Produkte** | Zubereitungen wie<br>  Soßen<br>  Panaden<br>  Marinaden<br>  Fruchtjoghurt<br>mit Zucker, Mehl oder Konservierungsmitteln | |
| **Getreide** | Weiße Mehle<br>Getreidekeimlinge<br>polierter Reis | Teigwaren aus hellem Mehl<br>Soßendicker |
| **Getränke** | Alkoholika (außer extrem<br>  trockenem Wein)<br>Fertigteezubereitungen<br>  mit Zuckerzusatz | Limonaden und Cola-<br>  Getränke<br>Milchmix mit Zuckerzusatz<br>Obstsäfte<br>süße Weine |

## Die Anti-Pilz-Diät

### Die »goldenen Regeln« der Anti-Pilz-Diät

Im Folgenden möchte ich Ihnen kurz zusammenstellen, worauf Sie im einzelnen bei Ihrer Diät achten müssen. (Viele Rezepte für schmackhafte Gerichte finden Sie in dem Diätratgeber »Candida – Richtig essen bei Pilzinfektionen«, der begleitend zu diesem Titel erscheint, → Seite 92.)

**Diätratgeber**

- Gemüse und Salate stehen ganz oben auf Ihrem Speiseplan – frisch oder schonend gegart. Nutzen Sie das Angebot der Saison.
- Verzichten Sie auf Konserven jeder Art.
- Essen Sie häufig Weiß- und Sauerkraut, Zwiebeln und Lauch, Rettich und Radieschen, Knoblauch, Meerrettich und scharfen Senf, Buttermilch und Naturjoghurt – das sind die erklärten »Gegner« der Hefepilze.
- Verzichten Sie auf Zucker und alle zuckerhaltigen Speisen, auf weißen Reis und alle Weißmehlprodukte.
- Bereiten Sie sich Gerichte aus Vollkorngetreide als kleine Abwechslungen, nicht jedoch jeden Tag. Vollkorngetreide wirkt im Körper säurebildend.

**Vollkorngetreide nicht jeden Tag**

- Reinigen Sie Gemüse und Salate gründlich, um eine neuerliche Infektion zu verhindern.
- Garen Sie Gemüse schonend, ihre gesunden Inhaltsstoffe, Vitamine und Mineralstoffe, sollten erhalten bleiben. Wählen Sie Methoden wie Dünsten, Dämpfen, Garen in Bratschlauch, Bratbeutel oder Tontopf.
- Würzen Sie mit frischen Kräutern, verwenden Sie Salz nur sparsam.
- Trinken Sie ausreichend – Mineralwasser, frisch zubereitete Gemüsesäfte, Kräutertees, Lapacho- und Mate-Tee. Trinken Sie möglichst wenig Kaffee und schwarzen Tee, denn beide Getränke sind stark säurebildend.

**Wenig Kaffee und schwarzen Tee**

Bitte ernähren Sie sich nach Ihrer Kur ebenso gesund; Sie wissen inzwischen, wie gut Ihnen diese Art der Ernährung bekommt. Sie können sich die wünschenswerte Ernährungsumstellung zusätzlich erleichtern, wenn Sie sich an die folgenden Empfehlungen halten:

- Kaufen Sie Ihre Lebensmittel »mit Bedacht« ein, bereiten Sie sich ihre Mahlzeiten sorgfältig zu, decken Sie Ihren Tisch

## Die Anti-Pilz-Diät

hübsch (das Auge ißt mit), nehmen Sie sich Zeit für Ihre Mahlzeiten und essen Sie in einer entspannten Atmosphäre!

### Antworten auf oft gestellte Fragen

● Was spricht gegen Süßstoffe?

**Möglichst auch keine Süßstoffe**

Was Hefepilze angeht, spricht eigentlich nichts dagegen, daß Sie Ihre Speisen mit Süßstoff – Aspartam, Cyclamat oder Saccharin, nicht jedoch Sorbit oder Xylit – süßen. Aber: Ihr Geschmack ändert sich nicht! Die zum Teil extrem süßen Zuckerersatzstoffe erhalten bei Ihnen den Wunsch nach süßen Speisen und Getränken. Für Ihre zukünftige Ernährung wäre es besser, Sie würden Ihren Körper »entwöhnen«; das geht nur, indem Sie die Geschmacksrichtung »süß« weglassen. Einsatz von Süßstoffen ist lediglich im familiären oder Seelennotstand während der Akuttherapie in der zweiten und dritten Woche zu akzeptieren, zum Beispiel bei einem Kind, das auf dem Genuß einer Limonade besteht und durch nichts auf der Welt davon abzubringen ist.

● Ist Essig gut für mich?

**Essig-Trunk**

Prinzipiell ja – vor allem Apfel- und Obstessig haben eine reinigende Wirkung auf den Darm. Der tägliche Genuß einer Apfelessig-Wasser-Mischung (dreimal einen Eßlöffel Essig auf ein Glas kaltes Wasser) gilt als altes Hausmittel, das den Doktor fernhalten soll. Begründet wird dies damit, daß Essig die Körperabwehr und die Ausscheidung von Abfallstoffen aus dem Körper fördert. Außerdem lassen krankmachende Hefen, wenn Essig getrunken wird, von der Darmschleimhaut ab.

**Vorsicht bei Allergie**

Liegt bei Ihnen allerdings eine Allergie auf Essigbestandteile oder auf Hefen vor (dies sollte vor der Diät geklärt sein), kann es zu allergischen oder kreuzallergischen Reaktionen (→ Seite 41) kommen; in diesem Fall müssen Sie auf Essig verzichten.

## Die Anti-Pilz-Diät

● Darf ich Hefen essen?
Prinzipiell ja, da sich Hefepilze gegenseitig nicht beeinflussen – allerdings dürfen Sie nicht allergisch oder kreuzallergisch auf Hefepilze reagieren, gleichgültig, ob es sich um Bäcker-, Würz-, Bier- oder Vitaminpräparatshefen handelt.

**Nicht bei Allergie**

### So könnte der Speiseplan eines Tages aussehen

Erstes Frühstück: ein Naturjoghurt
Vollkornbrot mit Margarine und Frischkäseaufstrich, dazu ungesüßten Kaffee oder Tee oder Sahne, Nüsse, Sonnenblumenkerne, eventuell mit Milchzucker gesüßt

Zweites Frühstück: ein Becher Buttermilch

Mittagessen: Gemüsesuppe: püriertes Gemüse in Gemüsebrühe mit frischen Kräutern und Meersalz pikant gewürzt; gebratenes Fischfilet natur; Gemüse und Salat nach Saison

Nachmittag: ein Joghurt mit Apfelstückchen, Vanille und Zimt, eventuell mit Milchzucker gesüßt

Abendessen: Vollkornbrot, Salat aus gekochtem Gemüse (abends nichts Rohes mehr), Kräuterquark

**Gehen Sie italienisch essen**

– oder Sie gehen zum »Italiener« essen, bestellen sich nach dem Genuß eines Vorspeisentellers (in Essig, Öl und Gewürzen eingelegte Gemüse, Pilze und Meeresfrüchte) einen gegrillten Seefisch und genießen dazu Gemüse nach Saison. Sie sehen – es kann auch vergnüglich sein.

# Die Anti-Pilz-Diät

**Tips nach Diät-Fehlern**
Sind Sie oder Ihr Kind doch einmal im Anschluß an die Akutbehandlung in der zweiten und dritten Woche (in dieser Zeit ist jeder Fehler folgenschwer!) vom »Pfad der Tugend« abgekommen, lassen Sie den Kopf nicht hängen – vorausgesetzt, dies passiert nicht allzu oft. Halten Sie an den folgenden Tagen die Ernährungsrichtlinien streng ein, essen Sie viel Frisches, besonders Weißkohl oder Spitzkohl, kurz gedünstet oder als Salat, frisches Sauerkraut vom Faß (nicht aus der Dose oder dem Glas), das Sie in Reform- oder Bioläden kaufen können, roh oder gekocht, außerdem Buttermilch und Joghurt. Trinken Sie Lapacho- oder Mate-Tee und Essig-Trunk (→ Seite 62).

*Weißkohl, Spitzkohl, Sauerkraut*

**Unterstützung der Diät durch Trennkost**
Im Rahmen der Anti-Pilz-Diät ist es sinnvoll, Lebensmittel in aufeinander abgestimmter Kombination zu sich zu nehmen, um den Darm zu entlasten. Bei der von Dr. Hay entwickelten »Trennkost« werden eiweiß- und kohlenhydrathaltige Nahrungsmittel nicht gleichzeitig bei einer Mahlzeit gegessen, um die Verdauungssäfte optimal zu nutzen und somit die bei unzureichend verdauter Nahrung im Darm einsetzenden Gärprozesse zu verhindern. Auch hartnäckige Darmstörungen können durch Trennkost zum Abklingen gebracht werden.

*Trennung von Eiweiß und Kohlenhydraten*

### Trennkost

Nach den Prinzipien der Trennkost werden die Lebensmittel in drei Gruppen eingeteilt:
● Die erste Gruppe enthält die eiweißhaltigen oder dem Eiweißstoffwechsel zugehörigen Lebensmittel:
Fleisch, Fisch, Meeresfrüchte in gegartem Zustand, Eier, Milch, Käse mit höchstens 50% Fett i.Tr., Beeren-, Kern-, Stein- und Zitrusfrüchte, gekochte Tomaten, Wein und Sekt.

*Drei Gruppen*

## Die Heilung unterstützende Maßnahmen

● Die zweite Gruppe enthält die kohlenhydrathaltigen Lebensmittel:
alle Getreide, Buchweizen, Kartoffeln, Topinambur, Grünkohl, Schwarzwurzeln, Bananen, Trockenobst, süße Äpfel, Süßungsmittel, Stärke, Bier.

● Die dritte Gruppe enthält die neutralen Lebensmittel: Fette, gesäuerte Milchprodukte wie Quark, Joghurt, Kefir und Buttermilch, alle Käsesorten mit über 60% Fett i.Tr., Frischkäsesorten, rohe oder geräucherte Wurst-, Fisch- und Fleischwaren, Salate, Pilze und die meisten Gemüsesorten.

**Neutrale Lebensmittel**

So trennen beziehungsweise kombinieren Sie die Lebensmittel:
Bei den Mahlzeiten werden eiweißhaltige Lebensmittel nur mit Eiweiß und neutralen Lebensmitteln (erste und dritte Gruppe) kombiniert, kohlenhydrathaltige nur mit Kohlenhydraten und ebenfalls neutralen (zweite und dritte Gruppe).

**Zur Schonung des Darmes**

Auch wenn diese Kostform nicht unbedingt Ihrem Geschmack entspricht, achten Sie wenigstens am Abend – vor allem während der zweiten und dritten Diät-Woche – auf gut verträgliche Nahrungsmittelkombinationen, um Ihren Darm zu schonen (→ Bücher, die weiterhelfen, Seite 92).

## Die Heilung unterstützende Maßnahmen

Damit die Behandlung der Hefepilzinfektion auf Dauer erfolgreich sein kann, und damit Ihr Körper einem erneuten Angriff solcher Erreger ausreichend Widerstand entgegensetzen kann, müssen Sie ihm zu Hilfe kommen
● beim Aufbau einer gesunden und widerstandsfähigen Darmflora,

## Die Heilung unterstützende Maßnahmen

- beim Ausgleich des Mineralstoff- und des Vitaminhaushaltes und
- bei der Anregung des körpereigenen Abwehrsystems.

**Zusätzlich entgiften**

Außerdem können Sie ihm durch entgiftende Maßnahmen den Kampf gegen die Pilzinfektion erleichtern.

Bitte beachten Sie:
Alle diese Maßnahmen sollten Sie unbedingt mit Ihrem Arzt absprechen. Nur er kann entscheiden, welche Behandlung für Ihren Körper angezeigt ist.

### Wiederaufbau der Darmflora

Nachdem die pathogenen Hefepilze mit Medikamenten und der Anti-Pilz-Diät aus dem Darm vertrieben worden sind, sollten die freigewordenen Plätze so schnell wie möglich mit helfenden Bakterien besiedelt werden. Hierfür stehen verschiedene Präparate mit gefriergetrockneten Bakterien zur Verfügung, zum Beispiel Omniflora®, Perenterol®, Acidobif®, BIO-Cult® oder Orthoflor A+B®; Ihr Arzt wird Ihnen das für Sie geeignete Präparat verschreiben. In jedem Fall muß es kühl gelagert werden, damit die Wirksamkeit nicht beeinträchtigt wird.

**So schnell wie möglich**

**Anfangs nur hefefreie Präparate**

Während der Nystatin-Behandlung sollten nur Präparate zum Einsatz kommen, die hefefrei sind (zum Beispiel Omniflora®), da sonst auch diese Hefepilze von dem Medikament zerstört werden. Danach ist die Gabe von »guten« Hefepilzen und »freundlichen« Bakterien sinnvoll (zum Beispiel Perenterol®), um einerseits die vom Nystatin zerstörten Helfer zu ersetzen und andererseits die Bakterienpopulation neu anzusiedeln.

Die Bakterien in diesen Präparaten können durch die Magensäure abgetötet und somit unwirksam werden. Deshalb sind sie durch eine säurebeständige Kapsel geschützt, die sich erst im Darm auflöst. Nehmen Sie die Kapseln mit einer Zwischenmahlzeit ein, die aus mit Milchzucker gesüßtem Naturjoghurt besteht. Der Joghurt fängt einen Teil der Ma-

## Die Heilung unterstützende Maßnahmen

gensäure ab, so daß der Mageninhalt nicht mehr so sauer ist. Außerdem passiert er den Magen besonders schnell, weil er dort nicht wie Frischmilch verklumpt. Im Darm öffnet sich dann die Kapsel und die austretenden Bakterien und Hefepilze finden in dem beigefügten Milchzucker gleich ausreichend Nahrung.

**Joghurt hilft**

● Wichtig: Kaufen Sie nur Joghurt mit lebenden Kulturen. Wenn kein entsprechender Hinweis auf dem Becher steht, ist das Produkt in jedem Fall »verdächtig«, keine lebenden Bakterien zu enthalten.

### Entlastung der Darmflora

**Heilerde**

Um der neu entstehenden Darmflora optimale Bedingungen zu bieten, können Sie den Darm mit Heilerde entlasten, zum Beispiel Luvos Heilerde I. Das ist eine Mineralstoffmischung, die in der Lage ist, Abfallprodukte weitgehend zu binden. Heilerde ist in der Apotheke ohne Rezept erhältlich. Die Einnahmevorschrift entnehmen Sie bitte der Packungsbeilage.

## Wiederaufbau der Scheidenflora

Wurde bei einer Frau in der Scheide eine Pilzbehandlung durchgeführt, ist es sinnvoll, auch hier die »guten« Bakterien wieder aufzufrischen. Dazu stehen Präparate mit den dort üblicherweise residierenden Lactobazillen, zum Beispiel Vagiflor®, zur Verfügung. Ihr Arzt wird Ihnen das für Sie passende Medikament verordnen.

**Lactobazillen**

## Ausgleich des Mineralstoff- und Vitaminhaushaltes

Ein Mangel an Mineralstoffen in unserem Körper kann Ursache der Hefepilzerkrankung sein, aber auch Folge. Vor allem muß darauf geachtet werden, daß Zink, Eisen, Selen, Kalzium und Magnesium in ausreichender Menge im Körper vorhanden sind, denn diese Stoffe sind außerordentlich wichtig für den normalen Ablauf unserer Körperfunktionen.

Ihr Arzt kann mit einer Blutuntersuchung klären, ob und welche Mineralstoffe bei Ihnen fehlen, und dann gezielt einen Mangel beheben.

## Die Heilung unterstützende Maßnahmen

**Fragen Sie Ihren Arzt**

Auch die Vitamine B, C und E sind wichtig für die Heilung. Bei Verdacht auf einen Mangel wird Ihr Therapeut Ihnen ein entsprechendes Präparat verschreiben und Ihnen Ernährungshinweise geben (→ Bücher, die weiterhelfen, Seite 92). Drei Naturprodukte eignen sich besonders gut dazu, den Körper nach einer Hefepilzerkrankung wieder ausreichend mit Mineralstoffen und Vitaminen zu versorgen: die Spirulina-Alge, Lapacho-Tee und Kanne-Brottrunk®. Aus diesem Angebot können Sie wählen.

Die **Spirulina-Alge** ist ein eiweiß-, vitamin- und mineralstoffreiches Meeresprodukt, das ausgesprochen bekömmlich ist. Neben den Vitaminen A, B, D, E, F und K enthält es Mineralien wie Kalzium, Phosphor und Eisen.

**Natürliche Vitamin- und Mineralstoff-Spender**

Die Heilkraft des **Lapacho-Tees** ist seit langem bekannt. Sie stützt sich zum einen auf bakterien- und virentötende Wirksubstanzen, zum anderen auf einen Reichtum an Mineralstoffen wie Eisen, Kalzium, Kalium, Kupfer, Mangan und Magnesium. Der Tee verdrängt nicht nur krankmachende Hefen, sondern entgiftet auch den Darm. Zur Behandlung werden drei Tassen täglich empfohlen.

Spirulina-Alge und Lapacho-Tee können Sie über den Versandhandel beziehen (Öko-Kurier, Adresse → Seite 92).

Der **Kanne-Brottrunk®** wird aus milchsäurevergorenen Getreiden hergestellt. Dieses mineralstoff- und vitaminreiche Produkt hilft, Hefepilze zu verdrängen und unterstützt die an der Verdauung beteiligten Organe.

**Vorsicht bei Allergie**

Wichtig: Hat der Arzt bei Ihnen eine Getreide- oder Hefepilzallergie (Kreuzallergie, → Seite 41) festgestellt, dürfen Sie den Brottrunk nicht nehmen.

> Ob Mineralstoff- oder Vitamin-Präparat – der Einsatz ist, wenn überhaupt, nur für kurze Zeit zu akzeptieren. Langfristig sollte Ihre Ernährung so gestaltet sein, daß sämtliche für Sie wichtigen Bestandteile in Ihren Lebensmitteln in ausreichender Menge enthalten sind.

## Die Heilung unterstützende Maßnahmen

### Anregung des körpereigenen Abwehrsystems

Mit Sicherheit ist bei einer Hefepilzinfektion Ihr körpereigenes Abwehrsystem (→ Seite 11) geschädigt, entweder durch eine Grunderkrankung oder durch die Pilzerkrankung selbst. In jedem Fall bedarf es dringend einer Unterstützung, die Sie ihm – in Absprache mit Ihrem Therapeuten – mit pflanzlichen Mitteln geben können.

Hierfür ist die Heilpflanze Echinacea (Sonnenhut) besonders gut geeignet. Sie regt die Abwehrzellen dazu an, sich gegen Angriffe, sei es durch Bakterien, Viren oder Hefepilze, zur Wehr zu setzen. Ihr Apotheker berät Sie sicher gern, welche Darreichungsform für Sie am besten geeignet ist.

*Sonnenhut-Präparat*

### Homöopathie

Auch homöopathische Arzneien eignen sich ausgezeichnet, die Selbstheilungskräfte gezielt anzuregen. Ihre Wirkung beruht auf dem von Dr. Samuel Hahnemann 1790 erkannten Ähnlichkeitsprinzip: »Ähnliches wird mit Ähnlichem geheilt«. Ruft eine Substanz, unverdünnt eingenommen, im gesunden menschlichen Körper bestimmte Symptome hervor, können genau diese Symptome durch eine starke Verdünnung derselben Substanz zum Abheilen gebracht werden. Diese Therapieform wird von Naturheilärzten und -therapeuten häufig eingesetzt.

Homöopathika sollten nach, oder bestenfalls kurz überlappend mit der Nystatin-Behandlung eingesetzt werden, damit sie ihre Wirkung voll entfalten können.

*Nach Nystatin-Behandlung*

Als homöopathisches Anti-Pilz-Mittel gilt Borax (gebräuchlich ist eine 14tägige Anwendung von Borax D4), entgiftend wirken Thuja und Sulfur. Da die Behandlung mit Homöopathika speziell auf Ihre ganz persönliche Beschwerdelage ausgerichtet werden muß, kann ich hier keine generellen Empfehlungen geben; Ihr Arzt wird mit Ihnen die für Sie geeigneten Arzneien erarbeiten.

**Nosoden:** Eine besondere Rolle unter den homöopathischen Arzneimitteln spielen die Nosoden, die allerdings nur von dem auf homöopathischem Gebiet versierten Therapeuten angewandt werden können. Sie werden aus Krankheits-

## Die Heilung unterstützende Maßnahmen

**Spezifisch für eine Erkrankung**

produkten oder Krankheitserregern, also beispielsweise aus Pilzen, oder aus Stoffwechselprodukten des Kranken, nach den Vorschriften des homöopathischen Arzneimittelbuches hergestellt, sind also spezifisch auf eine bestimmte Erkrankung ausgerichtet: Wird ein Krankheitsbild von einem Erreger verursacht, zum Beispiel die Hefepilzinfektion von Candida albicans, dann wird der Keim, in diesem Fall Candida, homöopathisch aufbereitet, also stark verdünnt, dem Patienten als Tropfen gegeben. Damit wird das körpereigene Abwehrsystem angeregt, gezielt gegen diesen Krankheitserreger vorzugehen.

**Eigenbluttherapie:** Bei dieser homöopathischen Behandlung wird das Blut des Erkrankten zu seiner ureigensten Nosode aufbereitet. Das extrem verdünnte Blut wird in Tropfenform eingenommen und regt die körpereigene Abwehr an. Allergien, Entzündungen und chronische Erkrankungen können auf diese Weise positiv beeinflußt werden. Diese Behandlung wird von den Kassen nicht oder nur teilweise erstattet.

### Alternativmedizinische Methoden

Elektro-Akupunktur (→ Seite 44) und Bioresonanztherapie (→ Seite 45) sind sowohl zur Diagnose als auch zur Behandlung geeignete alternative Methoden, mit denen das körpereigene Abwehrsystem angeregt werden kann. Fragen Sie Ihren Therapeuten, ob eine solche Therapie für Sie geeignet ist.

**Unterstützung des Abwehrsystems**

Da Elektro-Akupunktur und Bioresonanztherapie ebenso wie die Behandlung mit Nosoden nicht zu den schulmedizinisch anerkannten Heilweisen zählen, werden die Kosten von den Krankenkassen nicht oder nur teilweise erstattet.

### Entgiftung des Körpers

Unterstützen Sie Leber, Nieren, Haut und Darm bei ihrer Arbeit, die anfallenden Schlacken und Gifte aus dem Körper auszuscheiden. Zahlreiche klassische naturheilkundliche Ausleitverfahren wie Spülungen, Bäder oder Ernährungstherapie stehen hier zur Verfügung.

## Die Heilung unterstützende Maßnahmen

Bei sehr vielen dieser Anwendungen benötigen Sie allerdings die Beurteilung und Mithilfe Ihres Therapeuten.
So können Sie selbst Ihrem Körper mit einfachen Maßnahmen bei der Entgiftung helfen:

**Das können Sie selbst tun**

- Darm: Ernähren Sie sich ballaststoffreich, mit viel frischem Gemüse; so regeln Sie auch den Stuhlgang; süßen Sie mit Milchzucker statt mit Zucker oder Honig.
- Nieren: Trinken Sie etwa zwei Liter Flüssigkeit am Tag, vorzugsweise Mineralwasser oder Tee (grüner Mate-, Lapacho-, Brennessel-, Birkenblätter- oder Kamillen-Tee); Spargel und Petersilie fördern die Ausscheidung über die Nieren.
- Leber: Essen Sie ab und zu Artischocken, sie helfen der Leber bei ihrer Entgiftungstätigkeit; ähnlich wirken grüner Mate- und Lapacho-Tee.

**Massagen, Sauna**

- Haut: Regen Sie die Hautdurchblutung mit Massagen und mit Sauna an.
- Schleimhäute: Entgiften Sie Ihren Körper mit der Öltherapie (→ Seite 72).
- Lunge: Gehen Sie viel spazieren; holen Sie sich Anregungen zu Atemtherapie und Zilgrei (→ Bücher, die weiterhelfen, Seite 92).
- Seele: Erlernen Sie Entspannungstechniken wie Yoga, autogenes Training, Zilgrei, Meditation (→ Bücher, die weiterhelfen, Seite 92); versuchen Sie eventuell, Ihre Probleme in einer Gesprächstherapie zu lösen; lernen Sie, Streß zu bewältigen (→ Seite 24, 88).

So können Sie die Entgiftung Ihres Körpers in Zusammenarbeit mit Ihrem Arzt unterstützen:

**Nur mit Ihrem Arzt**

- Darm: Darmspülungen vor Beginn der Anti-Pilz-Behandlung; Heilerde; Homöopathika (Okuobaka D2, Diarrhel®); pflanzliche Arzneien (Myrrhinil Intest®); Heilfasten nach der pilzabtötenden Behandlung (frühestens in der neunten Woche nach der Behandlung, nur wenn keine Pilze mehr nachgewiesen werden!).
- Nieren: homöopathische und pflanzliche Arzneien.
- Leber: feucht-warme Leberwickel; homöopathische und pflanzliche Arzneien (Mariendistel).

## Die Heilung unterstützende Maßnahmen

**Viel frische Luft**
- Haut: Kneippsche Anwendungen wie Güsse und Wickel; Schröpfen; Drainagen.
- Lunge: leichtes Ausdauertraining.

### Die Öltherapie
Dies ist eine alte russische Volksmedizin. Sie wirkt auf den gesamten Organismus entgiftend und lindert viele Leiden, vor allem entzündliche Prozesse, chronische Erkrankungen von Haut und Schleimhäuten, Schmerzzustände und Frauenleiden lassen sich positiv beeinflussen.

So wird's gemacht: Nehmen Sie einen halben Eßlöffel nicht behandeltes, kalt gepreßtes Sonnenblumenöl vor dem Frühstück (besser auch vor dem Mittagessen) etwa zehn Minuten in den Mund. Spülen Sie ohne Anstrengung oder starkes Saugen Zähne und Schleimhaut. Die zunächst öligdurchsichtige gelbe Flüssigkeit wird am Ende des Spülvorganges dünnflüssig-milchartig sein. Ist dies nicht der Fall, war die Spüldauer zu kurz.

**Spülungen mit Sonnenblumenöl**

Spucken Sie das Öl nicht ins Waschbecken oder in die Toilette, da die Klärwerke große Mühe mit jedem Tropfen Fett haben. Zur Entsorgung eignen sich kleingerissene Eierkartonbecher mit Recycling-Küchenpapierfüllung. Bilden Sie aus dem Papier eine kleine Tüte, die Sie in das Eierkartonunterteil stecken; davon wird dann das Öl aufgesaugt.

Reinigen Sie nun den Mund gründlich mit Wasser und putzen Sie sich die Zähne.

Bei einsetzendem Heilungsprozeß und der damit verbundenen Aktivierung der körpereigenen Heil- und Abwehrkräfte kann es in den ersten Tagen des Ölschlürfens zu einer vorübergehenden »Erstverschlimmerung« des Krankheitszustandes kommen. Lassen Sie sich hierdurch nicht beirren – schlürfen Sie weiter.

**Wichtig!** Bei offenen Wunden, Tumoren oder anderen Krankheitsprozessen der Mundschleimhaut darf die Öltherapie nicht oder nur eingeschränkt angewendet werden. Fragen Sie Ihren Arzt!

## War die Behandlung erfolgreich?

Im Anschluß an die Akutbehandlung müssen Sie sich leider in Geduld üben. Denn der Nachweis, daß Sie die Hefepilze aus Ihrem Darm vertrieben haben, kann frühestens sechs bis acht Wochen, nachdem das Pilz-abtötende Medikament abgesetzt wurde, aussagekräftig erbracht werden. Die Arzneien haben nämlich eventuell zurückgebliebene Hefepilzkolonien so geschwächt und ihre Vermehrungsfähigkeit so beeinträchtigt, daß sie nur schwer nachgewiesen werden können. Würden also in einer direkt nach der Behandlung entnommenen Stuhlprobe keine Hefepilze mehr nachgewiesen, dann wäre Ihre Freude möglicherweise verfrüht, weil sich die »angeschlagenen« Pilzkolonien nach einiger Zeit wieder erholt haben und dann die alten Beschwerden verursachen.

**Kontrolle erst nach acht Wochen**

Nur in besonders schweren Fällen ist es sinnvoll, sofort eine Stuhlprobe zu untersuchen, um über eine Fortführung der Medikation zu entscheiden. Beobachten Sie in dieser Zeit Ihren Körper genau: Treten die alten Beschwerden wieder auf oder leiden Sie unter starken Blähungen, dann sprechen Sie mit Ihrem Arzt; er wird entscheiden, ob die geschilderten Symptome Zeichen einer fortbestehenden Pilzinfektion sein können und ob vorzeitig eine Stuhlprobe eingeschickt werden soll.

**Beobachten Sie sich selbst genau**

Auch mit einer Blutuntersuchung kann der Erfolg der Behandlung kurz nach der Akuttherapie nicht festgestellt werden. Denn die Antikörper gegen den Krankheitserreger, die bei der Diagnose möglicherweise nachgewiesen wurden (→ Seite 40), bleiben noch zwei Wochen lang im Blut.

### Die Kontrolluntersuchung

Sechs bis acht Wochen nach dem Ende der Nystatin-Behandlung sollten Sie den Stuhl in einem Labor auf pathogene Hefepilze nachuntersuchen lassen. Bevor Sie die Stuhlprobe entnehmen (→ Seite 39), trinken Sie wie beim Provokationstest (→ Seite 40) zwei Tage lang dreimal täglich einen Eßlöffel Obstessig (sofern Sie nicht gegen Bestand-

**Essigtrunk ohne Zucker!**

## War die Behandlung erfolgreich?

teile von Obst essig allergisch sind, → Seite 62), um eventuell vorhandene Hefepilze auszuleiten. Essen Sie diesmal aber auf keinen Fall Zucker zusätzlich – Sie würden Hefepilzrestbestände füttern, die ohne die Zuckergabe zu schwach wären, sich zu halten und zu vermehren.

**Verlieren Sie nicht den Mut!**
Werden im Stuhl noch Hefepilze nachgewiesen, verlieren Sie bitte nicht den Mut! Hefepilze können zäh sein – Sie und Ihr Arzt aber auch. Bleiben Sie geduldig; beginnen Sie die Behandlung von neuem, nachdem Sie die Rückfallursachen (→ Seite 75) gefunden und möglichst beseitigt haben.

Sind im Stuhl keine Hefepilze mehr zu finden, sollten Sie sich trotzdem in der nächsten Zeit genau beobachten. Besprechen Sie mit Ihrem Arzt, ob Sie noch weiterhin Medikamente einnehmen sollten, zum Beispiel zur Stärkung Ihres Abwehrsystems. Der Aufbau der Darmflora mit Arzneimitteln sollte mindestens bis in die neunte Woche fortgeführt werden; eine Fortsetzung bis zu einem halben Jahr kann bei manchen Patienten sinnvoll sein.

**Die Darmflora weiter aufbauen**

Lassen Sie zunächst in halbjährlichen Abständen Stuhlkontrollen durchführen; wenn Sie dann völlig beschwerdefrei sind, können Sie nach einem bis eineinhalb Jahren darauf verzichten.

### Was Sie anschließend tun müssen

Hegen und pflegen Sie in der nächsten Zeit bitte Ihre noch schwache Darmflora. Bedenken Sie, daß Ihr Körper und Ihr Darm sich noch in der Rekonvaleszenz befinden.

**Möglichst keinen Alkohol**
● Behalten Sie die Ernährungsempfehlungen der Anti-Pilz-Diät weitgehend bei. Süßigkeiten, Zucker, sehr süße Obstsorten und alkoholische Getränke sollten Sie möglichst weiterhin meiden.

● Wenn Sie unter einer Nahrungsmittelallergie (→ Seite 41) leiden, achten Sie peinlichst darauf, daß die Allergieauslöser nicht in Ihrer Nahrung vorhanden sind, damit Ihr Darm nicht erneut geschwächt wird.

● Darmspülungen sollten Sie in dieser Zeit auf keinen Fall durchführen, damit die mühsam angezüchtete Darmflora nicht gleich wieder herausgespült wird.

## War die Behandlung erfolgreich?

Die Anti-Pilz-Diät ist keine Abmagerungskur. Sie sollte nicht dazu geführt haben, daß Sie sich genauso ausgehungert haben wie die Pilze. Wenn Sie also während der Therapie – ungewollt – abgenommen haben, ist es jetzt an der Zeit, Ihr Gewicht wieder auszugleichen. Aber bitte nicht mit Süßem, sondern mit Gemüse, Hirse, Buchweizen, Kartoffeln und anderen »gesunden« Lebensmitteln. Vor allem bei Kindern ist es wichtig, daß sie ausreichend und ausgewogen ernährt werden – keinesfalls dürfen normalgewichtige Kinder Gewicht verlieren.

**Überprüfen Sie Ihr Gewicht**

### Checkliste bei Verdacht auf einen Rückfall

- Mußten Sie Arzneimittel einnehmen, die das Pilzwachstum fördern, zum Beispiel Antibiotika, Kortison, oder nehmen Sie die Pille?
- Kann Ihr Partner Sie wieder angesteckt haben?
- Befinden sich in Ihrem Mund Zahnruinen, haben Sie Amalgamfüllungen neben Goldinlets, viele alte Amalgamfüllungen, Zahnstein oder sind Sie auf Zahnfüllungs-, Prothesen-, Prothesenreiniger- oder Zahnpastabestandteile allergisch.
- Könnte es sein, daß Sie derzeit unter einer noch unbekannten Allergie, zum Beispiel auf Nickel, Milch oder Weizen, leiden?
- Haben Sie oder andere Personen in Ihrem Umkreis, zum Beispiel die Großeltern Ihres Kindes, die Sache mit der Ernährung zu locker gehandhabt?
- Haben Sie während oder nach der Behandlung unter starkem Streß oder seelischen Belastungen gelitten?
- Haben sich bestehende Grunderkrankungen verschlimmert oder sind diese vielleicht noch unbekannt, wie anatomische Darmbesonderheiten, kleine Darmausstülpungen oder Zöliakie?
- Könnte es sein, daß Sie die hygienischen Maßnahmen über- oder untertrieben haben (→ Seite 76)?
- Könnten Zigaretten oder Alkohol etwas mit Ihrem Unwohlsein zu tun haben?
- Haben Sie Ihren Körper bei der Entgiftung nicht ausreichend unterstützt?

**Wichtig: die Zähne**

**Streß?**

# So beugen Sie weiteren Hefepilzinfektionen vor

Wenn Sie einmal eine Hefepilzinfektion und die sehr aufwendige und anstrengende Behandlung dagegen durchgemacht haben, werden Sie bestrebt sein, eine erneute Erkrankung zu vermeiden. Candida-Infektionen sind kein unausweichlicher Schicksalsschlag. Es gibt viele Dinge, die Sie vorbeugend tun können, ohne deshalb Ihr ganzes Leben umzukrempeln.

**Hier können Sie selbst eingreifen**

An erster Stelle stehen Hygienemaßnahmen, durch die Sie verhindern können, daß Sie mit zu vielen pathogenen Hefepilzen in Berührung kommen. Die Widerstandskraft Ihres Körpers können Sie durch eine gesunde Ernährung, durch ausreichende Sauerstoffzufuhr und durch eine ausgeglichene, auf die Bedürfnisse Ihres Organismus Rücksicht nehmende Lebensführung so weit stärken, daß Sie nicht mehr durch Hefepilze gefährdet werden. Die naturgemäße Behandlung von Krankheiten beugt ebenfalls einer Abschwächung des Abwehrsystems vor.

## Die tägliche Hygiene

Pilze breiten sich vorwiegend in feuchtem und warmem Milieu aus. Also machen Sie es Ihnen heiß (über 60°C), kalt (unter 18°C) und trocken. Sie sollten versuchen, mit natürlichen Mitteln wie Luft, Trockenheit, Hitze, mechanischem Abrieb, Kälte und Sonnenbestrahlung die Utensilien des täglichen Lebens pilzfrei zu halten, nicht mit der »chemischen Keule«.

**Physikalische Möglichkeiten**

Wichtig: Zerstören Sie nicht im Übereifer die natürliche Schutzschicht Ihrer Haut und Ihrer Schleimhäute (→ Seite 9).

### Körperpflege

Zur Pflege Ihres Körpers sind pH-neutrale, hautfreundliche, nicht konservierte, nicht parfümierte Seifen oder Flüssigseifen empfehlenswert.
Reinigen Sie damit alle Falten und Fältchen – Geschlechtsorgane nicht vergessen! Waschlappen sollten Sie nicht be-

## Die tägliche Hygiene

nutzen, höchstens Einmalwaschlappen; am besten nehmen Sie Ihre natürlichen Hilfsmittel, die Hände.

Beinahe wichtiger als das Waschen ist das Abtrocknen mit frischen, über 60°C gewaschenen Handtüchern. Damit Ihre Haut auch in den engsten Fältchen trocken wird, benutzen Sie notfalls zwischen den Zehen, am Nabel, im Analbereich, in und hinter den Ohren einen Fön.

**Immer gut abtrocknen**

Halten Sie die Fingernägel kurz und sauber und vergessen Sie nicht, Ihre alte Nagelbürste durch eine neue zu ersetzen. Diese kleinen Werkzeuge im Bad fristen leider ein oft ähnlich trauriges Dasein wie ihre kleineren Kollegen, die Zahnbürsten. Falsche Lagerung, Überalterung und Dauerfeuchte lassen sie zu wahren »Pilzschleudern« werden, die den Krankheitserreger in der ganzen Familie herumreichen.

### Monatshygiene

Frauen sollten während ihrer Regelblutung häufig die Binden wechseln, um den Scheidenbereich so trocken wie möglich zu halten. Verwenden Sie viel Wasser und wenig Seife zum Waschen dieser empfindlichen Region, schon gar keine desinfizierenden, stark parfümierten Waschlotionen, deren bakterientötende Eigenschaften auch vor der gesunden Haut- und Scheidenflora nicht haltmachen. Tampons sollten Sie bei Hefepilzerkrankungen nicht verwenden, weil das Blut nicht ausreichend abfließen kann.

**Wenig Seife**

Nach der Regel sollten Sie so bald wie möglich auf eine mit einer Plastikschicht versehenen und damit luftundurchlässigen Slipeinlage verzichten. Tragen Sie weite Kleidung und keine eng anliegenden Hosen. Verzichten Sie lieber zugunsten Ihrer Gesundheit auf modische Einengung.

### Vaginalhygiene

In der Schwangerschaft, bei Einnahme der Pille, nach Anwendung schaumbildender Verhütungszäpfchen und nach einem Schwimmbadbesuch können sich krankmachende Hefepilze vermehrt in der Scheide einnisten, weil das gesunde Scheidenmilieu (→ Seite 10) gestört ist. Spülen Sie die Scheide kräftig mit der Dusche und versorgen Sie sie

**Scheidenspülungen**

## Die tägliche Hygiene

dann – nach Rücksprache mit Ihrem Arzt – mit neuen schützenden Lactobazillen, die in Form von Vaginalkapseln (zum Beispiel Vagiflor®) erhältlich sind.

### Brusthygiene beim Stillen

*Büstenhalter aus Baumwolle*

Stillende Mütter sollten darauf achten, daß die Brust nicht, luftdicht abgeschlossen, in einem Büstenhalter mit hohem Synthetikanteil eingezwängt, durch austretende Milch feucht-warm gehalten, Hefepilze bebrütet. Wählen Sie einen bei 95°C waschbaren Baumwoll-BH und tragen Sie lockere Kleidung.

Spülen Sie die Brust mit viel Wasser, dem Sie etwas dreiprozentigen Wasserstoffperoxyd ($H_2O_2$) (drei Viertel Wasser, ein Viertel $H_2O_2$) zugeben können. Befragen Sie dazu die Hebamme oder Ihren Arzt. Desinfizierende Brustsalben schädigen auch die »guten« Bakterien der Mundflora des Säuglings; sie sollten somit in der täglichen Pflege nicht angewandt werden.

### Babypflege

Einmalwindeln mit ihrer Plastikhülle und der darin eingepackte wärmende Kinderpo sind einem Pilzbrutschrank gleichzusetzen. Wickeln Sie häufig und seien Sie mit Pflegemitteln wie Puder, Creme und Öl mehr als sparsam. Eine mit Paste versiegelte Haut kann nicht atmen und entzündet sich schnell. Mit Kinderurin verklebter Puder wird zum Hautkleister. Trocknen Sie die Haut nach dem Bad ausgiebig, vielleicht mit einem warmen – nicht heißen! – Luftstrom aus dem Fön.

*Muttermilch als Arznei*

Kommt es zu kleinen Wundstellen, ist darauf aufgetragene Muttermilch eine reine Wunderarznei. Sind die Hautreizungen größer, stellen Sie Ihr Kleines Ihrem Arzt oder Ihrem Kinderarzt vor.

Solange beim Neugeborenen und beim Säugling die schützende Mundflora noch nicht ausreichend entwickelt ist (→ Seite 9), sollten Sie beim Wickeln darauf achten, daß das Kind nicht mit den Fingerchen Hefepilze vom Po in den Mund überträgt (→ Seite 12).

## Die tägliche Hygiene

Desinfizierende Schnullertinkturen schaden nicht nur den Bakterien auf dem Seelentröster, sondern auch der noch schwach entwickelten Mundflora des Säuglings und sollten deshalb nicht verwendet werden. Es ist besser, die Schnuller regelmäßig auszukochen oder sie indirekt eine Viertelstunde lang in einem Metallsieb über dem kochenden Wasser im Wasserdampf zu reinigen.

**Reinigung der Schnuller**

### Zahnpflege

Wechseln Sie die Zahnbürste oder den Zahnbürstenkopf alle zwei bis drei Wochen; am besten ist, Sie haben zwei Zahnbürsten abwechselnd im Gebrauch, so daß eine immer gut trocknen kann.
Bewahren Sie Bürsten und Bürstenkopf hell und luftig auf, am besten in einem frischen Glas am Badezimmerfenster, immer mit dem Kopf nach oben.
Ersetzen Sie den Plastikzahnbecher durch ein Zahnputzglas, das Sie regelmäßig auswaschen.
Geben Sie Ihrer gesunden Mundflora eine Chance und verwenden Sie Zahnsalz oder Zahnpasta ohne chemische Zusätze, zum Beispiel Kräuterpaste von Weleda oder Urstoff-Zahnpasta aus dem Naturkostladen.
Zahnseide hilft, die Zahnzwischenräume zu säubern.
Öl-Schlürfen (→ Seite 72) vertreibt zahnsteinproduzierende Bakterien (→ Seite 26).
Mundspülungen mit Pflanzenextrakten aus Salbei, Kamille, Teebaumöl, Pfefferminz und Myrrhe können erfrischend sein und helfen im Kampf gegen Bakterien und Hefepilze.
Zahnspangen und -prothesen bedürfen regelmäßiger intensiver Pflege. Verwenden Sie hierzu Bürsten, viel Wasser und im Handel erhältliche Reinigungslösungen.

**Zahnsalz, Kräuterpaste, Zahnseide**

### Haarpflege

Verwenden Sie milde, hautfreundliche Haarshampoos. Trocknen Sie die Haare nach dem Waschen gründlich, vor allem am Haaransatz. Fönen Sie bei dichtem, langem Haar die Nackenregion besonders ausgiebig, bevor Sie die Frisur zurechtmachen.

**Gut fönen!**

## Die tägliche Hygiene

**Jeder braucht seine eigene Bürste**

Modische Frisurenhilfen wie Wetgels sollten Sie nicht benutzen, da sie die Kopfhaut lange feucht halten und so für eine Pilzerkrankung anfällig machen.
Familienhaarbürsten sind ebenso unhygienisch wie Nagel- oder Zahnbürsten für die ganze Familie. Wählen Sie eine Bürste mit Naturborsten, oder, besser noch, mit Holzstiften und Holzgriff, die Sie im Naturkostladen kaufen können. Lagern Sie sie, von Haarrückständen befreit, luftig und trocken, nicht in einer Badezimmerschublade.

### Wäschepflege

Tragen Sie auf der Haut möglichst nur Wäsche aus Baumwolle, die Sie bei mindestens 60°C waschen können. In Stoffen, die bei niedrigeren Temperaturen gewaschen werden müssen, überleben Hefepilze.

**Bei mindestens 60°C waschen**

- Mein Tip für Leibwäsche, die laut Etikett nur mit 40°C gewaschen werden darf: Kaufen Sie Slips und Socken zwei Nummern zu groß und waschen Sie sie mit 60°C. (Für eventuelle Schädigungen des Gewebes übernehme ich jedoch keine Gewähr.)

Kleidungsstücke, die besonders häufig als Hefepilzüberträger »fungieren«, sind teure Dessous, die meist wegen des Synthetikanteils nicht gekocht werden können und wegen der Spitzen mit der Hand gewaschen werden müssen, Bademoden, Turnschuhe, ohne Socken benutzte Hausschuhe und Socken mit hohem Synthetikanteil.

- Achten Sie schon beim Kauf Ihrer Wäsche darauf, daß sie bei mindestens 60°C gewaschen werden kann.
- Waschen Sie Bademoden regelmäßig und gründlich, trocknen Sie sie gut und lassen Sie sie nicht wochenlang im Badezimmer hängen.

**Turnschuhe nur mit Socken**

- Tragen Sie Turnschuhe nicht ohne heiß waschbare Socken, lüften Sie sie nach dem Sport aus und bewahren Sie sie an einem trockenen Ort auf.
- Tragen Sie Hausschuhe nicht ohne Strümpfe, falls bei Ihnen Fußpilz aufgetreten ist.
- Ziehen Sie im Winter unter Wollstrümpfe dünne, heiß waschbare Baumwollstrümpfe.

## Die Ernährung

### Hygiene in Bad, Dusche und Toilette

Badezimmermatten können viel Feuchtigkeit aufsaugen und so den Hefepilzen in den Fasern eine gute Lebensgrundlage bieten. Verzichten Sie daher auf Matten, die Sie nicht bei 60°C waschen können. Am besten stellen Sie sich auf heiß waschbare Handtücher.

Das schlimmste Übel im Bad sind Anti-Rutsch-Matten in Bade- und Duschwannen; unter ihnen wuchern die Hefepilze förmlich. Können Sie aus Sicherheitsgründen nicht auf eine solche Matte verzichten, nehmen Sie sie nach dem Bad aus der Wanne und hängen Sie sie zum Trocknen auf.

**Anti-Rutsch-Matten**

Sitze auf öffentlichen Toiletten sind gefährliche Hefepilzüberträger. Meiden Sie sie, soweit das möglich ist. Für den Notfall besorgen Sie sich im Handel erhältliche Papierauflagen, die Sie auf Reisen benutzen.

## Die Ernährung

**Weiterhin Vollwertkost**

Wahrscheinlich ist Ihnen durch die Anti-Pilz-Diät eine vollwertige Ernährung fast schon zur Gewohnheit geworden. Bleiben Sie dabei! Geraten Sie nicht wieder in das alte Fahrwasser der schnellen Zubereitung und des hastigen Verzehrs. Genießen Sie weiterhin Ihre Mahlzeiten – Ihr Darm wird es Ihnen danken.

So sollte Ihre zukünftige Ernährung aussehen:
- zucker- und kohlenhydratreduziert
- mineralstoff- und vitaminreich
- reich an lebenswichtigen Stoffen wie Eiweißen, hochungesättigten Fettsäuren, verdauungsfördernden ätherischen Ölen oder Kräutern
- reich an pflanzlichen Faserstoffen
- gut verdaulich zubereitet und kombiniert (→ Seite 64)
- im Säure-Basen-Haushalt ausgeglichen
- frei von persönlichen Allergieauslösern
- schmackhaft, abwechslungsreich, Ihren persönlichen Vorlieben angepaßt

**Achten Sie auf Allergene**

# Die Ernährung

**Den Säure-Basen-Haushalt im Gleichgewicht halten**

**Das Richtige essen**

Damit im menschlichen Organismus die Stoffwechselvorgänge ablaufen können, muß ständig ein Gleichgewicht zwischen Säuren und Basen in den Körperflüssigkeiten bestehen. Durch einen komplizierten Regelmechanismus wird ein gleichmäßiger Säuregrad (pH 7,4) gehalten. Verschiebungen können über das Ausatmen von Kohlensäure aus der Lunge und über Ausscheidungen aus den Nieren ausgeglichen werden.

Einen wichtigen Einfluß auf den Säure-Basen-Haushalt hat die Nahrung. Das heißt nicht, daß eine Zitrone Ihr Blut säuert oder Zucker es basisch oder süß macht. Es kommt darauf an, wie der Körper das Lebensmittel verarbeitet:

**Sauer: Zucker, Eiweiße**

- Sauer wirken sich aus: Zucker aller Art, tierische Eiweiße wie Fleisch, Fisch, Milch, Eier und Meeresfrüchte, Backhefen, Hülsenfrüchte, Getreide wie Gerste, Hafer, Mais, Reis und Dinkel, Früchte mit hohem Zuckergehalt wie Bananen, Weintrauben und Mirabellen.

**Basisch: Gemüse, Salate**

- Basisch wirken sich aus: alle Gemüse und Salate, Sprossen und Keimlinge, Buchweizen, Amaranth, Algen, vor allem Spirulina, Speisepilze, Aprikosen, Mangos, Feigen, Hagebutten, Papayas, Äpfel und Zitrusfrüchte.

**Sie können selbst messen**

Sie benötigen viele Basen- und wenig Säurebildner in Ihrer Nahrung, um die optimale Säure-Basen-Mischung in Ihren Körperflüssigkeiten zu erreichen. Ob dies gelungen ist, können Sie mit einem Teststreifen, den Sie in der Apotheke erhalten, nachprüfen. Der Meßbereich des Testpapiers sollte sich von pH 5,0 bis pH 8,0 erstrecken, zum Beispiel Duo-Test® Macherey und Nagel. Messen Sie den pH-Wert Ihres Urins mehrmals täglich. Liegt der Wert eine halbe Stunde nach den Mahlzeiten bei 7,4, ist das ein Zeichen dafür, daß Ihre Nahrung ausgeglichen war. Stellen Sie jedoch häufig einen abweichenden Wert fest, sollten Sie sich an einen Therapeuten wenden, der auf diesem Gebiet Erfahrung hat, um eventuelle Ernährungsfehler zu korrigieren.

Wahrscheinlich brauchen Sie erst einige Übung, bis Sie die richtige Mischung von sauer und basisch wirkenden Lebensmitteln finden. Falls Sie es noch nicht schaffen, Ihren

## Die Ernährung

Säure-Basen-Haushalt mit der Ernährung auszugleichen, können Sie im Reformhaus zur Unterstützung Basenmischungen (Basica, Basenpulver von Flügge) kaufen. Wenden Sie diese Präparate aber immer nur kurzfristig an; die Ernährung allein kann und soll zum Ausgleich führen.

**Basen-Mischungen**

### Allergenfreie Kost

Wenn bei Ihnen eine Nahrungsmittelallergie entdeckt worden ist, sollten Sie unbedingt auf Lebensmittel verzichten, die den Ihnen bekannten Allergieauslöser enthalten. Die häufigsten Allergene in unserer Nahrung sind

- Milcheiweiß; Sie sollten meiden: Milch in jeder Zubereitung wie Joghurt, Käse, Pudding, Eis, Butter, Sahne; Milch als Bestandteil von Pfannkuchen, Kartoffelpürree, Mayonnaisen, Soßen, Ketchup, Backwaren, Schokoladen, Streichschokoladen, Süßwaren und Wurstprodukte.

**Nahrungs-mittel-Allergene**

- Nickel, das als natürlicher Bestandteil vorkommt in: Sojabohnen, Kakaopulver, Pekannüssen, Cashewkernen, Schokoladen, schwarzem Tee, Hafer- und Roggenkörnern, weißen Bohnen, Erbsen, Linsen und Rinderleber. Bei schweren Allergien können auch geringe Nickelkonzentrationen wie in Edamer, Gouda, Buchweizen, Mais, Wirsing, Erdnüssen, Haselnüssen, Walnüssen, Mandeln, Bier und Instantkaffee zu Reaktionen führen. Seien Sie vorsichtig mit Lebensmitteln aus der Dose und mit Speisen, die in Stahltöpfen zubereitet wurden, denn Spuren von Nickel können aus den Behältern in die Nahrungsmittel übergetreten sein.

- Schimmelpilze; meiden Sie möglichst Nüsse, Honig, Würzmischungen, Trockenkräuter, gelagertes Obst und Obsterzeugnisse, zum Beispiel Obstessig, Gemüseerzeugnisse sowie Müslizubereitungen, Sprossen und Keimlinge, Schimmelkäse, gelagertes Brot und diverse alkoholische Getränke, zum Beispiel die meisten Weine und Produkte aus Wein. Grundsätzlich kann alles Aufbewahrte mit Schimmelpilzen gespickt sein.

**Schimmel-pilze auch im Wein**

- Konservierungsmittel wie Benzoesäure und Acetylsalicylsäure. Gehen Sie allen Lebensmitteln, bei denen Ihr Allergen als Konservierungsmittel ausgewiesen ist, aber auch

**Allergene in Gewürzen und frischem Obst**

Farb- und Aromastoffen aus dem Weg. Meiden Sie auch Arzneimittel, die diese Substanzen enthalten. Natürlicherweise sind diese Stoffe enthalten in: Mandeln, Ananas, Steinobst, Beeren, Dill, Gurken, Minzen, Pfeffer, Nelken, Anis, Curry, Paprikapulver, Rosmarin, Salbei, Thymian, Zimt und Naturhonig.

Bei besonders starken Überempfindlichkeitsreaktionen können fast alle Obstsorten zu körperlichen Schwierigkeiten führen – erlaubt sind dann nur: süße Äpfel, Granatäpfel, Papayas, Birnen, Bananen und Wassermelonen.

● Hefepilze mit Kreuzallergie. Hier müssen Sie verzichten auf: Essig, Brottrunk, Milchsäuregemüse, Senf wegen des Essiganteils, Wein, Bier, Bier-, Würz- und Bäckerhefe, Nahrungsmittelzubereitungen mit Hefezusatz wie Gemüsebrühe oder Brotaufstrich, Vitamin- und Mineralstoffpräparate mit einem Hefeanteil.

**Bei Kreuzallergie**

● Weitere besonders häufige Allergieauslöser: Mandeln, Haselnüsse, Äpfel, Kiwis, Zitrusfrüchte, Weintrauben, Sellerie, Tees und Teemischungen (Pfefferminze, Kamille, Fenchel), Roggen, Weizen, Eier und Schweinefleisch.

## Die Sauerstofftherapie

Wenn Sie Ihren Körper zusätzlich stärken wollen, damit er eventuellen Angriffen von Krankheitserregern gewachsen ist, geben Sie ihm mehr Sauerstoff. Jeder weiß, daß akuter Sauerstoffmangel lebensbedrohend ist; wenn Sie aber Ihrem Körper auf Dauer zu wenig Sauerstoff zukommen lassen, wird er geschwächt. Ursachen können mangelnde Bewegung an der frischen Luft oder Krankheiten wie mangelhafte Lungenfunktion (Emphysem, Tumoren) oder Herzschwäche sein.

**Wichtig: ausreichend Sauerstoff**

Sorgen Sie dafür, daß ein solcher Mangel ausgeglichen wird, indem Sie sich viel im Freien bewegen. Bei schwereren Mangelzuständen allerdings müssen Sie einen Therapeuten zu Rate ziehen. Er wird mit Ihnen besprechen, welche Sauerstofftherapie für Sie in Frage kommt:

## Die Sauerstofftherapie

### Sauerstoff-Mehrschritt-Therapie

*Sauerstoff und Mineralstoffe*

Bei dieser Behandlungsmethode, die von Professor von Ardenne entwickelt wurde, wird Sauerstoff in vielen Einzelinhalationen über einen längeren Zeitraum eingeatmet; zusätzlich wird ein spezieller Mineralstoff-Cocktail gegeben. Viel Bewegung ergänzt die Therapie. Damit werden Folgeerscheinungen von Sauerstoffmangelzuständen, zum Beispiel Gehirnleistungsstörungen oder Schmerzen durch die arterielle Verschlußkrankheit, gelindert. Das Abwehrsystem wird so gestärkt, daß der Körper auch für Infekte deutlich weniger anfällig wird. Neueste Forschungen scheinen zu bestätigen, daß die bessere Sauerstoffversorgung bei allgemein geschwächten Hefepilz-Infizierten die Rehabilitation deutlich verkürzt. Die Patienten empfinden die begleitende Sauerstofftherapie als besonders angenehm.

### Sauerstoff-Langzeit-Inhalationstherapie

*Bei schweren Erkrankungen*

Kann der Körper seinen Sauerstoffbedarf im Rahmen einer Erkrankung an der Lunge oder am Herzen nicht decken, besteht die Möglichkeit, dem Betroffenen mit Hilfe eines transportablen Gerätes über ein Nasen- oder Nasen-Mund-Stück dauernd Sauerstoff zuzuführen, damit das Gehirn und andere empfindliche Gewebe nicht geschädigt werden. Beschwerden können so gelindert, aber vor allem bei vorübergehender Schwäche Folgeschäden verhindert werden.

### Hämatogene Oxydationstherapie (HOT)

Diese Methode ist komplizierter und mit größerem technischem Aufwand verbunden. Dem Patienten wird Blut entnommen und mit Sauerstoff angereichert. Nach UV-Bestrahlung wird es wieder in die Vene zurückgegeben. So gelangt der Sauerstoff über die Blutbahn direkt in die bedürftigen Gewebe und erhöht ihre Widerstandskraft gegenüber Krankheitserregern.

## Naturgemäße Behandlung leichter Erkrankungen

Nicht jede Grippe, jeder Schnupfen, Husten oder Fieberanfall muß unweigerlich mit einer Antibiotika-Therapie enden. Es gibt eine Reihe natürlicher Mittel zur Behandlung leichter Infekte wie Wickel oder Auflagen, Tees, pflanzliche und homöopathische Arzneien, die als Hausmittel eingesetzt werden können. Bei Fieber bitte Bettruhe einhalten!

**Bei leichten Infekten**

Bleibt das Fieber länger als zwei Tage bestehen, steigt es bedrohlich an oder treten zusätzlich Schmerzen auf, rufen Sie den Arzt!

### Brustwickel bei Fieber
Kühlende Brustwickel können Fieber lindern, allerdings darf der Kranke nicht frieren oder frösteln. Befeuchten Sie ein Handtuch mit lauwarmem Wasser; wickeln Sie es um die Brust des Kranken. Mit einem weiteren Handtuch decken Sie das feuchte Tuch nach außen ab. Nehmen Sie den Wickel ab, wenn er gut durchwärmt ist (das ist nach etwa 45 Minuten der Fall).

**Sie dürfen nicht frieren**

### Wadenwickel bei Kindern gegen Fieber
Tauchen Sie ein Leinentuch in kühles Wasser, wringen Sie es aus. Wickeln Sie es straff um einen Unterschenkel des fiebernden Kindes und umwickeln Sie das Bein mit einem trockenen Wolltuch. Mit dem anderen Unterschenkel verfahren Sie genauso. Lassen Sie die Wadenwickel etwa fünf Minuten liegen.

### Tee bei Fieber
Lindenblüten-, Holunderblütentee oder Lindenblütentee mit Holundersaft wirken lindernd bei leichtem Fieber.

**Lindenblüten, Holunder**

## Naturgemäße Behandlung leichter Erkrankungen

### Zwiebelauflagen bei Ohrenschmerzen

Hacken Sie eine mittelgroße Zwiebel klein. Wärmen Sie sie in einem kleinen Pfännchen etwas an – auf keinen Fall dürfen die Zwiebeln heiß sein, da das Trommelfell bei Überwärmung platzen könnte! Wickeln Sie die lauwarmen Zwiebelstückchen in ein Stofftuch. Fixieren Sie das so entstandene Säckchen mit einem Stirnband auf dem schmerzenden Ohr.

**Zwiebeln nicht zu heiß**

> Wichtig: Wickel oder Auflage muß unbedingt sofort entfernt werden, wenn sie vom Kranken als unangenehm empfunden werden.

### Teebaumöl bei Halsentzündungen, Husten und Schnupfen

**Bei Husten, Schnupfen, Halsentzündung**

Geben Sie bei Halsentzündungen sechs Tropfen Teebaumöl in ein Glas Wasser, gurgeln Sie damit zwei- bis dreimal täglich. Haben Kinder Husten oder Schnupfen, träufeln Sie ein paar Tropfen des Öls auf ein Taschentuch, das Sie nachts neben den Kopf des Kindes legen.

### Pflanzliche und homöopathische Mittel zur Steigerung der Infektabwehr

Als wenig erfahrener Laie können Sie Echinacea, den Sonnenhut, zur Steigerung der Infektabwehr einsetzen. Mischpräparate wie Echtrosept N®, Toxiloges®, Meditonsin® und Contramutan®, die die Abwehr steigern und auch zur Behandlung grippaler Infekte mit Beteiligung der oberen Luftwege angewendet werden, sind in Apotheken ohne Rezept erhältlich. Fragen Sie Ihren Therapeuten oder Apotheker um Rat, welches Mittel für Sie geeignet ist.

**Zur Infektabwehr**

Falls Sie bereits Erfahrung mit homöopathischen Arzneimitteln haben, können Sie – immer in Absprache mit Ihrem Therapeuten – mit Hilfe zahlreicher empfehlenswerter Bücher (→ Seite 92) zur Selbsthilfe greifen, um so die Einnahme von Medikamenten zu vermeiden, die möglicherweise unnötig stark in Ihren Organismus eingreifen.

## Eine ausgeglichene Lebensführung

Durch menschliche Eingriffe wird die Welt, in der wir leben, immer kränker. Waldsterben, Ozonloch, Luftverschmutzung und die Gefährdung unseres Grundwassers sind nur einige Beispiele dafür. Verursacht wird das alles dadurch, daß wir uns immer weiter von den natürlichen Grundsätzen eines Lebens mit und in der Natur entfernen.

**Einflüsse von außen**

Aber nicht nur unsere Umwelt wird geschädigt; auch unsere »kleine Welt«, unser Körper und unsere Seele werden durch Störungen in der Außenwelt stark beeinflußt. Wie weit wir negative Einfüsse an uns heranlassen, hängt in hohem Maße von unserer Einstellung zum Leben, zum Körper, zur Gesundheit und zur Natur ab. Wir müssen stets bemüht sein, die Kontakte zwischen Außen und Innen zu harmonisieren, Gutes von Schlechtem zu trennen. Nur so kann es uns gelingen, ein ganzheitliches Leben im Einklang mit der Natur zu führen, und nur so wird es uns gelingen, die uns von der Natur gegebenen Abwehrkräfte optimal instand zu halten.

### Verlieren Sie nicht den Mut!

Sollten Sie nach der Lektüre dieses Buches das Gefühl haben, vor einem für Sie unüberwindbaren Gebirge zu stehen, weil Sie sich nicht in der Lage sehen, Ihr »ganzes« Leben mit all den lieben alten Gewohnheiten buchstäblich umzukrempeln und völlig neu zu ordnen, tun Sie es den vernünftigen Bergsteigern bei einer Expedition gleich: Planen Sie mit Bedacht, wählen Sie sich eine für Sie gangbare Route, lassen Sie sich beim Tragen helfen. Gehen Sie Schritt für Schritt, Hügel für Hügel und Berg für Berg. Sollte Ihnen die Luft oder die Kraft ausgehen, erlauben Sie sich eine Rast.

**Planen Sie mit Bedacht!**

Lassen Sie Ihrem Körper *und* Ihrer Seele Zeit, sich auf Ihre Vorstellungen und Ziele ein- und umzustellen. Denken Sie auf Ihrem Weg an den alten Indianer, der nicht ins Auto einsteigen wollte, weil er befürchtete, die Seele könne dem sich dann rasend schnell bewegenden Körper nicht folgen.

## Eine ausgeglichene Lebensführung

Schauen Sie nicht nur – vielleicht voller Angst – auf den noch fernen Gipfel, sondern auch einmal hinter sich und erkennen Sie, was Sie schon alles geschafft haben. Oft sind es gerade die Blicke zurück, die Kraft spenden, die uns bestätigen, den richtigen Weg gewählt zu haben, auch wenn das Ziel noch nicht greifbar ist, aber doch beharrlich näherrückt.

**Blicken Sie auch zurück**

Allein Ihr Wille, selbst bei Ihrer Gesundung mit anzupacken, sich für natürliche Heilweisen zu interessieren und kundig zu machen (was Sie mit dem Kauf und der Lektüre eines »... natürlich behandeln«-Buches schon bewiesen haben), ist ein Riesenschritt – möglicherweise sogar schon ein wesentlicher Teil des Weges.

**Genießen Sie jeden Tag**

Lassen Sie sich durch nichts treiben oder jagen, gehen Sie Ihren ganz eigenen Weg, Ihren Lebensweg. Freuen Sie sich über jeden Tag und machen Sie das Beste aus ihm – er ist einzigartig und kommt nie wieder. Versuchen Sie, die schönen Dinge unserer Welt zu sehen und verlieren Sie sich nicht in der Not.

Ich möchte mit einem Zitat von Yehudi Menuhin aus dem Buch »Worte wie Klang in der Stille« schließen:

»*Das vollkommene Glück ist nicht nur ein Gefühl oder ein Zustand, den wir in der Zukunft erreichen wollen. Es ist vielmehr die Vorstellung von einer Harmonie, die tief in uns selbst lebt und die wir schon im Mutterleib erfahren haben. Dieses im Innern lebendige Ideal der absoluten Ausgewogenheit mit dem Fluß der Ereignisse des täglichen Lebens in Einklang zu bringen, ist das Grundproblem des menschlichen Lebens.*«

# Zum Nachschlagen

**Bitte um Mithilfe**

Absender:

Liebe Großeltern, Tanten und Onkel,
Liebe Tagesmutter, lieber Betreuer,
Sehr geehrte Lehrkräfte,

Leider leidet _____
derzeit an einer Erkrankung, die es nicht erlaubt, die bisherigen Ernährungsgewohnheiten beizubehalten. Das Kind soll so schnell wie möglich geheilt werden; dazu muß die zur Zeit stattfindende Umstimmungs- und Aufbauhandlung erfolgreich sein.
Die Mithilfe aller an der Erziehung und Betreuung des Kindes beteiligten Personen ist von großer Bedeutung – wir wollen alle an einem Strang ziehen! Aus therapeutischen Gründen muß der Genuß von Zucker, Weißmehl, Honig, Süßigkeiten und Schokolade zur Zeit stark eingeschränkt werden. Keine Sorge, das Kind wird mit vollwertigen Nahrungsmitteln gut ernährt.
Aus Allergiegründen müssen folgende Lebensmittel gemieden werden:

_____
_____
(bekannte Allergene sind hier einzutragen)

Aufmunternde Worte und Unterstützung stärken den natürlichen Willen des Kindes, so bald wie möglich wieder völlig gesund zu werden.
Falls es Rückfragen gibt, antworten wir/ich gerne.
Telefon tagsüber: _____ abends: _____

Mit freundlichen und lieben Grüßen

## Adressen, die weiterhelfen

**Amalgam:**
Internationale Gesellschaft für ganzheitliche Zahnmedizin
   e. V., Durchlacherstraße 81, 68219 Mannheim
Arbeitskreis Naturheilverfahren und Homöopathie,
   Dr. med. Bernhard A. Weber, Uferstraße 4, 35037 Marburg

**Bioresonanztherapie:**
Bioresonanz Ärztegesellschaft, Waldpromenade 37,
   82131 Gauting

**Elektro-Akupunktur:**
Internationale Medizinische Gesellschaft für Elektro-Akupunktur nach Voll e. V., Postfach 1219, 67098 Bad Dürkheim

**Homöopathie:**
Deutscher Zentralverein Homöopathischer Ärzte e. V.,
   Linkenheimer Landstraße 113, 76149 Karlsruhe

**Mikrobiologische Behandlung:**
Mikrobiologisches Laboratorium, Postfach 1252,
   35745 Herborn

**Selbsthilfegruppen:**
Arbeitsgemeinschaft allergiekrankes Kind, Hauptstraße 29,
   35745 Herborn
Deutsche Stiftung für die Psoriasis- und Neurodermitisforschung, Fontanestraße 14, 53173 Bonn-Bad Godesberg
Deutscher Neurodermitiker Bund, Mozartstraße 11,
   22083 Hamburg
Arbeitskreis überaktives Kind e. V., Beratungsstelle:
   Dieterichsstraße 9, 30159 Hannover

**Verbände und Laboratorien:**
Zentralverband der Ärzte für Naturheilverfahren, Eichelbachstraße 61, 72250 Freudenstadt-Kniebis
Bundesverband Neurodermitiskranker in Deutschland e. V.,
   Postfach 1165, D-56135 Boppard

Auto-Nosoden und Umwelt-Allergene: INSTITUT MENTOP Forschungslabor, Lollfuß 43–45, 24837 Schleswig

Bakteriologisches Institut Dr. Peter, Dr. Samady, Falkestraße 1, 31785 Hameln

Gemeinschaftspraxis Dr. med. Wolfgang Salinger/Dr. med. Dietmar Löbel, Laborgemeinschaft, Schillerstraße 19, 77613 Offenburg

Dr. med. Helga Hauss/Dr. rer. nat. Reinhard Hauss, Labormedizin, Kieler Straße 71, 24340 Eckernförde

Mykologisches Laboratorium, Universitäts-Hautklinik, Martinistraße 52, 20246 Hamburg

Labor L und S GmbH, Im Mangelsfeld 4, 97708 Bad Bocklet

Förderverein Medizinische Ökologie, Hauptstraße 14, 34308 Emstal

Neurodermitis-Beratungsstelle Siegrid Prusko, Fachberaterin für Ernährung, Umwelt und Gesundheit, Hainhäuser Weg 10, 30916 Isernhagen

Adler-Apotheke am Wasserturm, Schubystraße 89b, 24837 Schleswig

Arbeitsgemeinschaft Mykosen, Unterortstraße 16, 65760 Eschborn

ÖKO-KURIER Lieferservice für Naturnahe Produkte, Katharina Hittich, Am Kirchberg 11, 64397 Modautal

## Bücher, die weiterhelfen

**Ilies, A., Kraske, Dr. E.-M.:** *Candida – Richtig essen bei Pilzinfektionen,* Gräfe und Unzer Verlag, München.

Birk, D./v. Eichborn, B./Früchtel, I./Kurz, M./Rittinger, E.: *Das große GU-Vollwert Kochbuch.* Gräfe und Unzer Verlag, München

Calatin, Dr. A.: *Die Rotationsdiät.* Heyne-Verlag, München.

Elmadfa, Prof. Dr. I.: *Die große GU-Nährwert Tabelle.* Gräfe und Unzer Verlag, München.

Fink, H.: *Freundliche Bakterien – die lebenden Pillen.* Ehrenwirth Verlag, München.

## Bücher, die weiterhelfen

Flade, Dr. S.: *Allergien natürlich behandeln.* Gräfe und Unzer Verlag, München.
Flade, Dr. S.: *Neurodermitis natürlich behandeln.* Gräfe und Unzer Verlag, München.
Fodor, Dr. L.: *Sauerstoff ist Leben.* Hippokrates Verlag, Stuttgart.
Greissing, H./Zillo, A.: *Neue Hoffnung – Zilgrei.* Mosaik Verlag, München.
Hoffmann, Dr. K.: *Rheuma heilt man anders.* Vier Flamingos Verlag, Rheine.
Kuhlmann, Dr. D.: *Die Pilz-Invasion.* Bio-Medoc Verlag, Lürschau.
Linden, Dr. V. zur: *Immunsystem natürlich stärken.* Gräfe und Unzer Verlag, München.
Markus, Dr. H./Fink, H.: *Umwelt-Medizin.* Scherz-Verlag, Bern; München; Wien
Pfeiffer, Dr. A.: *Magen-Darm-Beschwerden natürlich behandeln.* Gräfe und Unzer Verlag, München
Plüss, G./Ilies, A.: *Schlank und Fit durch Trennkost.* Gräfe und Unzer Verlag, München
Prusko, S./Libal, L.: *Neurodermitis – Wegweiser zur entlastenden Ernährung.* Gräfe und Unzer Verlag, München
Randolph, T./Moss, R. W.: *Allergien: Folgen von Umwelt und Ernährung.* C. F. Müller Verlag, Karlsruhe
Rias-Bucher, B.: *Vollwert – Kochvergnügen wie noch nie.* Gräfe und Unzer Verlag, München.
Rieth, Prof. Dr. Dr. H.: *Mykosen – Anti-Pilz-Diät.* notamed Verlag, Melsungen.
Stellmann, Dr. H. M.: *Kinderkrankheiten natürlich behandeln.* Gräfe und Unzer Verlag, München
Stumpf, W.: *Homöopathie.* Gräfe und Unzer Verlag, München
Summ, M.: *Das große Buch der Trennkost.* Falken-Verlag. Niedernhausen/Ts.

# Sachregister

Abführmittel 31, 33
Abwehrmechanismen 11
Abwehrzellen 10, 69
Acesulfam 59
Aids 28, 36
Alkoholproduktion, körpereigene 30
Alkoholunverträglichkeit 15, 36
Allergen 27, 83
allergenfreie Kost 83
Allergien 11, 15, 21, 33, 36, 38, 54, 62
Allergien, maskierte 27
Allergologe 42
Amalgam 27, 36
Amphotericin B 54
Anamnese 38
Ansteckung 12
Anti-Pilz-Diät 56
Anti-Rutsch-Matten 81
Antibiotika 11, 31, 32
Antigen 27, 41
Aromastoffe 24
Arzneimittelfolgen 31
Aspartam 59
Asthma bronchiale 21, 36, 40, 56
Aufstoßen, saures 32
Azole 55

Babypflege 78
Behandlungsablauf 51
Bestrahlungen 31
Bioresonanztherapie 45, 70
Blähungen 17, 18, 20, 36
Bluttest 44
Blutuntersuchung 40
Blutzucker 17, 29
Blutzuckerkrankheit 29
Brusthygiene beim Stillen 78
Brustwickel 86

Candida albicans 9, 14
Candida albicans-Allergie 41

Chemotherapeutika 31
chronische Infekte 17, 19, 20
Colitis 29
Cyclamat 59

Darmflora 8, 9, 25, 29, 32, 48, 66, 74
Darmhefepilze 16
Darmspülungen 33, 71, 74
Darmträgheit 20, 33
Depression 15, 17, 19, 36, 50
Desinfektionsmittel 14, 31
Diabetes mellitus 29, 40
Diät-Fehler 64
Divertikel 55
Divertikulose 29
Durchfall 20

Echinacea 69
Eigenbluttherapie 70
Eileiter 14
Ekzem, nässendes 16, 20
elektrischer Hautwiderstand 44
Elektro-Akupunktur 44, 70
Elektrosmog 34
Entgiftung 50, 70
Ernährung, vollwertige 57, 81
Essig-Trunk 62, 64
Eß-Brech-Sucht 30, 50
Expositionstest 43

Furunkel 29
Fuselalkohole 9

galvanisches Element 27
Gebärmutter 14
Geburtskanal 12
Gehörgang 14
Gelenkschmerzen 15, 17, 19, 21, 36

Haarausfall 15, 21, 36
Haarpflege 79

hämatogene Oxydationstherapie 85
Harnblase 15
Hauttest 43
Hepatitis 28
Herxheimer-Reaktion 55
Homöopathie 69, 71, 87
Hormone 31
Hormonsystem 17
Hygiene 26, 76

Immunglobuline 41, 44
Immunsuppressiva 31, 33
Immunsystem 10, 11, 17, 30
Intrakutantest 43

Joghurt 13
Juckreiz 12, 19, 36

Kanne-Brottrunk 68
Kefir 13
Kinderspielzeug 8
Kneippsche Anwendungen 72
Kolik 20
Kombucha Tee 13
Konservierungsmittel 24
Kontrolluntersuchungen 73
Konzentrationsmangel 15
Konzentrationsschwäche 17
Kopfschmerzen 21, 36
Körperpflege 76
Kortison 31, 33, 36
Krankengeschichte 38
Krebs 28, 36
Kreuzallergie 41, 84

Laboruntersuchungen 38
Lapacho-Tee 68, 71
Latex-Allergie 28
Lebensweise 22, 88
Leberbeschwerden 15
Luvos Heilerde 67

# Sachregister

Magen-Darm-Geschwür 30, 36
Magensäure 11, 32
Magensäurehemmer 31
Magenschmerzen 32
Magersucht 30, 50
maskierte Allergien 27
Migräne 15, 21, 36
Milchsäurebakterien 10
Milchzucker 59
Mineralstoffe 16, 67
Monatshygiene 77
Morbus Crohn 29
Mundflora 9, 13, 25, 26, 32
Mundsoor 18
Mundspülungen 79
Muskelschmerzen 21
Muttermilch 10, 78

Nabel 14
Nägel 14, 18, 20, 36, 52
Nagelbürsten 8, 77
Nahrungsmittelallergie 16, 28, 42, 74, 83
Nahrungsmittelkombinationen 65
Nasennebenhöhlen 14
nässendes Ekzem 16
Natamycin 54
Nebenwirkungen 55
Nervenschmerzen 17, 19, 21
Nervensystem 17
Neurodermitis 15, 19, 36, 38, 40, 56
Nickel 27, 28
Nikotin 25, 37
Nosoden 69
Nystatin 54, 66

Obstessig 40, 62
Öltherapie 72
Organmykosen 16, 53, 55

Parodontose 25
Pilzgifte 17
Pilznester 39

Ping-Pong-Effekt 13
Plastikbadematten 13
Prostata 12, 14
Provokationstest 40
Pseudo-Allergie 28
Psoriasis 21
psychische Störungen 30
Pulstest 42

radioaktive Strahlung 34
Rheuma 36, 38
Roemheld-Syndrom 20

Saccharin 59
Saccharomyces cerevisiae 8
Saccharomyces ellipsoides 8
Saccharomyces robusta 8
Samenerguß 12
Sauerstoff-Langzeit-Inhalationstherapie 85
Sauerstoff-Mehrschritt-Therapie 85
Sauerstofftherapie 84
Säugling 9
Säure-Basen-Haushalt 82
Säureschutzmantel 9, 13
Säureschwankungen 11
Scheidenausfluß 15
Scheidenflora 10, 12, 13, 32, 67
Scheidenmilieu 10
Scheidenspülungen 77
Schlafstörungen 15, 25
Schnuller 8, 12, 79
Schuppenflechte 21
Schutzmechanismen 10
Schweißausbrüche 15
seelische Erkrankungen 30
seelische Notsituationen 25
Selbstbeobachtung 42
Sexualpartner 12
Sexualstörungen 15
sexuelle Unlust 17, 21
Sonnenhut 69
Sorbit 60

Spirulina-Alge 68
Streß 23, 25
Stuhluntersuchungen 39
Sucht 30
Süßstoffe 59, 60, 62

Tannolact 55
Teebaumöl 55, 87
Toxine 17
Transportgefäße 52
Trennkost 64

Überempfindlichkeitsreaktion 19
Umweltverschmutzung 34

Vaginalhygiene 77
Verdauungskrankheiten 29
Verstopfung 20, 29
Vitaminhaushalt 67
Vitaminmangel 17, 21
Vollwertkost 57
Vorbereitungswoche 52
Vorsteherdrüse 12, 14

Wadenwickel 86
Wäschepflege 80
Weglaß-Diät 43
Windelbereich 14, 18

Xylit 60

Zahnbürsten 8, 13, 77
Zähne 14
Zahnfleischrückgang 15
Zahnfüllungen 27
Zahnpflege 79
Zahnprothesen 27
Zahnstein 26
Zellsprossung 8
Zigarettenrauch 25
Zöliakie 29, 36
Zuckerkrankheit 29, 36
Zwiebelauflagen 87

# Impressum

© 1995 Gräfe und Unzer Verlag GmbH, München
Alle Rechte vorbehalten. Nachdruck, auch auszugsweise,
sowie Verbreitung durch Film, Funk und Fernsehen, durch
fotomechanische Wiedergabe, Tonträger und Datenverarbeitungssysteme jeder Art nur mit schriftlicher Genehmigung
des Verlages.

Redaktion: Doris Schimmelpfennig-Funke
Lektorat: Dr. Maren Killmann
Layout und Umschlaggestaltung: Heinz Kraxenberger
Herstellung: Joachim W. Schmidt
Satz: Design-Typo-Print GmbH, Ismaning/Fischerhäuser
Druck und Bindung: Auer, Donauwörth

ISBN 3-7742-6209-8

| Auflage | 5. | 4. | 3. | 2. | 1. |
| --- | --- | --- | --- | --- | --- |
| Jahr | 99 | 98 | 97 | 96 | 95 |